左小霞谈
0~3岁宝宝
怎么吃

左小霞◎著

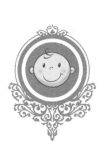

U0336728

江苏凤凰科学技术出版社

图书在版编目（CIP）数据

左小霞谈 0 ～ 3 岁宝宝怎么吃 / 左小霞著 . -- 南京：
江苏凤凰科学技术出版社，2018.12
（含章 . 健康中国系列）
ISBN 978-7-5537-9639-0

Ⅰ . ①左… Ⅱ . ①左… Ⅲ . ①婴幼儿 - 饮食营养学
Ⅳ . ① R153.2

中国版本图书馆 CIP 数据核字 (2018) 第 207488 号

左小霞谈 0~3 岁宝宝怎么吃

著 者	左小霞	
责 任 编 辑	樊 明　陈 艺	
责 任 校 对	郝慧华	
责 任 监 制	曹叶平　方 晨	

出 版 发 行	江苏凤凰科学技术出版社
出 版 社 地 址	南京市湖南路 1 号 A 楼，邮编：210009
出 版 社 网 址	http://www.pspress.cn
印 刷	天津旭丰源印刷有限公司

开 本	718 mm×1000 mm　1/16
印 张	13
版 次	2018 年 12 月第 1 版
印 次	2018 年 12 月第 1 次印刷

标 准 书 号	ISBN 978-7-5537-9639-0
定 价	36.00 元

图书如有印装质量问题，可随时向我社出版科调换。

序

有健康相伴，才能走得更远！

十月怀胎，一朝分娩，宝宝从一出生起，就成为整个家庭日常生活围绕的核心。因为这样一个期盼已久的小天使的降生，将会给家庭带来无尽的欢乐，让未来充满美好的希望。宝宝哭了、笑了、饿了、尿了、不舒服了……一举一动都牵动着全家人的心。父母们最想看到的情形，莫过于宝宝满足地吃饭、开心地玩耍、舒服地睡觉、健康地成长了。确切地说，宝宝吃饭香、身体棒，是为人父母此时最大的心愿。

对于0～3岁宝宝的父母们来说，要想完成这个心愿，必须掌握的就是正确喂养宝宝的方式方法。对于0～3岁的宝宝们来说，吃什么、怎么吃是人生头等大事。0～3岁的宝宝正处于体格生长、智力发育、免疫机制建立的关键时期，也是由母乳喂养过渡到幼儿膳食的关键阶段，为了给孩子一生的身体素质和饮食习惯打下良好的基础，必须充分重视其营养和喂养问题。尤其是在宝宝4～6个月添加辅食后，其对辅食的要求比较高，既要营养均衡，又要易于消化，同时还要提防过敏，确保安全。因此，喂养0～3岁的宝宝并不是一件简单事。为了帮助父母们科学合理地喂养婴幼儿，使每一位婴幼儿得以健康成长和发育，著名营养专家左小霞，结合自己多年的临床经验，将在本书中，全方位、多角度地来跟您谈谈0～3岁宝宝怎么吃的问题。

对于0～6个月的宝宝，提倡以母乳喂养为主。在这个时期，母乳可提供给宝宝生长发育所需的全部营养，而且又能完美地适应其尚未成熟的消化功能。从宝宝4个月开始，就要注意观察宝宝对食物的反应和兴趣，选择恰当的时机开始给宝宝添加辅食。宝宝1岁时需要开始断奶，在此之前就要有意识地帮助宝宝适应母乳逐渐减少、辅食逐渐增加的过渡阶段，使宝宝顺利度过断奶期。在宝宝添加辅食后，尤其是在完全断奶后，其生长发育所需的营养物质就要全部靠母乳之外的食物来获取了。食物中蕴含着人体需要的所有营养成分，通过合理的搭配和饮食，可以有针对性地选择食材、烹饪菜肴，来帮助宝宝生长发育、调补身体。

由此可见，对于0～3岁这个阶段来说，除了必要的母乳喂养之外，大部分的营养和能量还是需要从母乳以外的各种食物中获取的。那么，面对琳琅满目的食材、各种各样的宝宝菜谱，到底该如何搭配？如何选择？怎么通过饮食去调理宝宝的身体？这正是本书讨论的主题。

第一，从0～3岁宝宝发育的各阶段特征来说，每个月龄段宝宝的饮食各有不同，本书将此阶段细分为12个具体的月龄段，方便父母们根据自家宝宝的月龄来快速查阅相关的饮食指导和食谱；

第二，对于宝宝需要补锌、补铁、补钙等各种问题，本书专门进行讨论，详细解读0～3岁宝宝所需十大营养成分的补充问题，并推荐相关的营养食谱。

第三，本书全面地分析了适宜0～3岁宝宝食用的各种食材，详解其营养作用、营养搭配、饮食宜忌等相关问题，并推荐适合宝宝的相关食谱。

第四，考虑到四季气候不同，宝宝的营养饮食也需要做出相应调整，本书详细解读了春夏秋冬各季节的护理重点和饮食要点，推荐应季的健康食谱。

第五，除了日常的辅食外，书中还针对一些宝宝常见的小病痛，如咳嗽、感冒、过敏、腹泻等给出了相应的食疗方；并针对如何让宝宝提高智力、强壮骨骼、明目护眼等问题，提供了日常保健食谱。

书中的每一道食谱都凝聚着对宝宝无微不至的爱。针对书中所有食谱，在此特别提醒，1岁以内的宝宝辅食中不提倡加盐，以免加重宝宝的肾脏负担。

总之，书中的一切都是为了让父母们把握住宝宝0～3岁这一成长的关键期，从零开始为宝宝打下一个良好的体质基础，并养成一个良好的饮食习惯。0～3岁宝宝在不同情况下，需要添加的不同食物及其相关食谱，父母们都可以在本书中得到科学的建议和指导。真诚地希望本书能对0～3岁宝宝的父母们有所帮助，愿宝宝们都能健康地茁壮成长！

目录 *Contents*

Chapter *3*

合理喂养宝宝的方式

Chapter *4*

不同月龄宝宝怎样吃

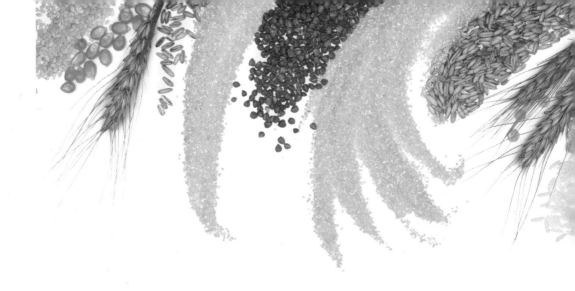

Chapter 5

适宜宝宝的断奶食材与经典搭配

Chapter 6

对宝宝生长发育有益的健康食谱

Chapter 7

宝宝不舒服、生病了这样吃

Chapter 8

宝宝的四季营养食谱

附录：关于宝宝喂养的释疑解惑

Chapter *1*

0～3岁宝宝
生长发育分期及特点

　　0～3岁宝宝的生长发育可以分为新生儿期、婴儿期、幼儿期这三个时期。宝宝在各个时期体现出不同的生长发育特点，必须根据其在每个时期相应的生理及发育特点，科学合理地安排每日饮食，才能帮助宝宝健康成长，为宝宝的未来打下坚实的身体和智力基础。那么，0～3岁宝宝的生长发育具体是怎么分期的？每个时期的发育特点到底如何呢？本章将为你详细解答这些问题。

婴幼儿生长发育的分期

❤ 新生儿期：胎儿娩出至出生后 28 天内为新生儿期

特点：胎儿在母体内依赖母体生存，新生儿从脱离母体开始，逐渐发展到独立个体的过程，是一个重要的转折时期。

1. 新生儿大脑皮层发育不全，身体抵抗力差，体温调节中枢、呼吸中枢等调节机能很差。新生儿特别容易发生细菌感染，可导致小儿肺炎、败血症等；新生儿物质代谢不完善，消化能力差，酶的活性不足，容易患消化系统疾病。

2. 新生儿生命力弱，死亡率高。新生儿因出生后生活环境发生显著变化，适应环境还需要一定的时间，因此在护理中稍一疏忽，便可能威胁生命。所以新生儿期死亡率特别高，占新生儿死亡率的 60% ~ 70%。其中又有大半在出生后 24 小时内死亡，死亡原因主要是新生儿发育未成熟、先天畸形、产伤、先天与后天感染等。在此期内，除应注意分娩过程中的各项注意事项外，还应加强新生儿护理，严密观察，及时发现各种异常现象，并认真处理，如脐炎、口腔炎、红臀、黄疸等都不可忽视。

❤ 乳儿期或婴儿期：从出生后 28 天至 1 岁为婴儿期

特点：生长发育快，营养需求高，免疫能力差，疾病易扩散。

1. 生长发育最迅速和最旺盛的阶段。体重比出生时增加两倍以上，身长比出生时增加一半，脑部发育也很迅速。由只会仰卧哭叫，到能起立行走，到会认亲人，会说简单的话；从吸吮乳汁，到会吃成人膳食。此时如营养摄入不足，就容易引起营养不良、贫血、佝偻病等疾病。因此，在此时期更应细心保育，注意摄入的营养，多让宝宝在户外接触阳光和空气，进行体格锻炼。

2. 对营养需求高，但胃肠道消化功能弱，易引起消化功能紊乱或营养吸收障碍。因此在哺乳期，尤其是人工喂养的小儿和小儿断奶前后，蛋白质、钙、铁很容易不足，更应注意辅助食品的添加。

3. 先天免疫力逐渐消失，后天免疫力尚未完善，所以容易感染各种急性传染病。而且疾病的局限能力差，容易扩散至全身，出现中毒症状。因此必须按期做好各项预防接种，以防止急性传染病的发生。

4. 大脑皮层迅速发育，皮层调节中枢逐渐占主要地位，但大脑的兴奋与抑制过程容易扩散，一旦患病，便容易出现昏迷或惊厥等症状。

❤ 幼儿期：1 ～ 3 岁为幼儿期

特点：智力发育快，接触外界环境的机会增多，易患传染病。

1. 体格发育速度相对缓慢，而动作和语言发育特别迅速；消化功能进一步发展，故应有足够的营养供应。早期教育应在这一阶段开始。

2. 大脑皮层活动增强，开始能与成人及其他小朋友进行交往。行为模仿性大，性格可塑性高，因此更应注意对他们进行适合年龄特点的早期教育。

3. 容易患急性传染病。由于开始学步，活动范围显著扩大，故接触传染源的机会增多，容易患菌痢、百日咳、猩红热和流行性脑炎及肠虫症。

婴幼儿生长发育的特点

婴幼儿与成人的根本不同在于婴幼儿的身体在不断地生长发育，这一生理特点就决定了婴幼儿和成人在营养需求量方面的差别。因此，了解婴幼儿生长发育的基本特征，是科学合理喂养婴幼儿的关键。

体格发育

婴幼儿的身体总是处在生长发育的动态变化中，但发育速度并不均衡。通常来说，体格的生长规律是：年龄越小，增长越快，尤其是头 6 个月生长最快，婴儿期是生长发育的加速期。

体重：新生儿平均体重为 3.2 ～ 3.3 千克，头 6 个月内平均每月增长 0.6 千克，至半岁时约为初生体重的 2 倍。此后 6 个月平均每月增长 0.5 千克，至 1 岁时增至 9 千克以上，约是出生时体重的 3 倍。1 岁后增长速度减慢，平均每月增长 0.25 千克左右，至 2 岁时体重约 12 千克，约为出生时的 4 倍。2 岁以后体重增长更慢，每年保持增长 2.3 千克左右，增长速度趋于缓慢。

身长：婴儿出生时身长约 50 厘米，生后头半年内共增长约 16 厘米，后半年内共增长不足 9 厘米，全年增长约 25 厘米。1 岁时身长平均约 75 厘米。在幼儿期身长的增长速度减慢，1 ～ 2 岁平均增加约 10 厘米，2 ～ 3 岁平均增加约 15 厘米，在整个幼儿期共增长约 25 厘米，因此，3 岁时身长约为 100 厘米，为出生时身长的 2 倍。

头围、胸围、上臂围：新生儿的头围平均为 34 厘米，1 岁时约增至 46 厘米，而第二年头围只增长 2 厘米，5 岁时达 50 厘米左右。头围的大小与脑的发育有关。出生时胸围比头围小 1～2 厘米，1 岁时与头围基本相等，并开始超过头围，反映出胸廓和胸背肌肉的发育。上臂围在出生后第 1 年内由 11 厘米增至 16 厘米，随后维持到 5 岁左右。

由此可见，婴幼儿体格发育的速度很快，而营养素是保证婴幼儿生长发育的必需物质基础，每个细胞的增大和细胞数目的增多，都需要大量的蛋白质、脂肪、碳水化合物、维生素、矿物质、水等营养物质。与成人相比，婴幼儿摄入的营养物质不仅要供给能量及成为细胞组织更新的原料，而且要满足其生长发育的需要。因此，婴幼儿的营养需要量不同于成人，按每千克体重计算，其营养素的需要量比成人要多，而且质量要好。婴儿期，尤其是出生后头 6 个月生长更快，这个时期营养素的需要量更大，要特别注意婴儿的喂养，预防营养不良。

 # 脑发育

神经系统是人和高等动物生命活动的主要调节机构，身体各系统的正常生理活动都是在神经系统的统一支配下完成的。而大脑是神经系统的高级中枢，起着控制和调节全身各系统机能活动的作用。

胎儿时期，神经系统发育最早，尤其是脑的发育最为迅速，出生时脑重量约 370 克，占体重的 1/8 左右，而成人脑重约 1500 克，占体重的 1/40。6 个月时脑重 600～700 克，2 岁时达 900～1000 克，7 岁时已接近成人的脑重。

大脑的发育，尤其是大脑皮层细胞的增长、长大和分化，主要在妊娠后期和生产后的第 1 年内，孕 25 周至出生后头 6 个月为激增期。6 个月后增殖速度减慢，而细胞体积增大。可见怀孕后期 3 个月至出生后头 6 个月（主要是哺乳期）是脑发育的最关键时期，也是智力发育的关键时期。脑发育的物质基础是各种营养素，营养缺乏将对正常的脑发育过程，尤其是脑细胞的增殖、分化及功能网络形成的关键时期产生深远的影响。因为脑细胞的增殖、分化特点是"一次性完成"，故妊娠后期及产后头 6 个月期间的营养就显得特别重要，错过这个关键时期，再也无法补偿，从而影响宝宝终身的智力发育。

肠发育

婴幼儿的肠壁黏膜细嫩，发育良好，有丰富的血管和淋巴结，透过性强，吸收能力好，易于把已消化的营养物质吸收到血管和淋巴管，并运送至全身被身体利用。

婴儿肠壁肌肉较薄弱，并且肠蠕动比成人差，故食物在肠腔内通过时间较长，有利于消化吸收，但是婴幼儿的肠液分泌和肠蠕动易发生功能性紊乱。

胰腺发育

宝宝出生时胰腺重 3 ~ 4 克，1 岁时重约 12 克，5 岁时重约 25 克，以后随年龄增加逐渐增重，至成人时约为 80 克。

在出生时及随后的 4 周内，十二指肠液中胰淀粉酶很低，故很少能检出，而胰蛋白酶、糜蛋白酶、羧肽酶和脂酶的活性约相当于成人的 10%。在随后的几个月里，这些酶的活性逐渐增强，迅速达到成人的水平，并维持恒定不变。6 个月以内的宝宝胰淀粉酶活性较低，以后逐渐增多，1 岁后才接近成人水平，故不宜过早地给婴儿喂淀粉类食物。婴儿因胰腺酶的活性比较低，故对脂肪和蛋白质的消化也不够完善。

肝脏发育

年龄越小，肝脏占体重的比例相对越大，新生儿肝重约为体重的 5.5%，婴儿为3% ~ 5%，而成人约为 2.5%。宝宝肝脏血管丰富，但肝细胞分化不完全，肝功能较差。婴儿时期由于胆汁分泌较少，故影响脂肪的消化与吸收。

由此可见，婴幼儿期尤其是婴儿期生长旺盛，但是消化器官尚未完全发育成熟，胃容量小，各种消化酶的活性也较低，其消化功能与成人相比明显不全，对乳汁以外的食品不易耐受，如果喂养不当，容易发生腹泻而导致营养流失，发生营养不良。因此，6 个月以内建议纯母乳喂养，6 个月至 1 岁应以乳类为主要食物，及时、科学、合理地添加辅助食品。随着幼儿年龄的增长、胃容量的增大和消化能力的增强，对各种食物的耐受性提高，应及时、合理地给予更丰富的食物，这样既能保证宝宝摄入足够的营养物质并能被充分消化利用，以满足生长发育的需要，又不至于发生消化功能紊乱。

总之，婴幼儿处于体格发育和智力发育的关键时期，与成人相比，婴幼儿需要相对更多的营养和能量，以满足其生长发育的需要。如果长期营养供给不足，生长发育就会受到影响，甚至停止，还可能由于失去发育的最佳时期，而影响到今后的健康成长。故婴幼儿时期的营养对人一生的体质都具有重要意义，必须根据其生理发育特点，科学合理地安排其每日饮食。

Chapter **2**

0～3岁宝宝
需要的十大营养素

0～3岁宝宝的健康成长需要全面、均衡的营养，其中有十大营养素是非常重要的，即维生素A、维生素B₂、维生素C、铁、锌、蛋白质、卵磷脂、DHA、叶酸、钙。那么，这些营养素对宝宝有什么好处？如何知道宝宝是否缺乏这些营养素？富含这些营养素的食材有哪些？它们的黄金搭档是什么？适宜摄入量是多少？有没有补充这些营养素的推荐食谱？本章将为你解答关于这十大营养素的相关问题。

维生素A：维护宝宝视力、增强身体抵抗力

维生素 A 是脂溶性的，主要贮藏在肝脏中，少量贮藏在脂肪组织中。维生素 A 有两种形式，一种是维生素 A 醇，也叫"视黄醇"，是其最初形态，只存在于动物性食物中；另一种是维生素 A 原，即 β-胡萝卜素，广泛存在于植物性的食物中。

♥ 维生素 A 对宝宝的好处

维生素 A 能增强宝宝的抵抗力，维持神经系统的正常生理功能以及正常的视力，降低夜盲症的发生率；还可促进宝宝牙齿和骨骼的正常生长，修补受损组织，使皮肤表面光滑柔软。维生素 A 有助于血液的形成，还能促进蛋白质的消化和分解，有助于保护消化系统及肾脏、膀胱等脏器。

♥ 如何知道宝宝是否缺乏维生素 A

夜视力下降，适应黑暗的能力降低，严重时可导致失明。

宝宝皮肤粗糙、干涩、浑身出小疙瘩，好似鸡皮。

宝宝食欲不振，出现疲乏、腹泻等症状。

头发枯黄、稀疏且缺乏应有的光泽。

♥ 富含维生素 A 的食材推荐

鱼肝油、动物肝脏、鸡蛋、牛肉、鱿鱼、牛奶、胡萝卜、菠菜。

♥ 黄金搭档

食用富含维生素 A 的食物时，可食用一些 B 族维生素、维生素 D、维生素 E、钙和锌等含量丰富的食物，能有效促进维生素 A 的吸收。维生素 A 是脂溶性维生素，给宝宝补充维生素时，可以适当增加一些脂肪的摄入，能促进维生素 A 的吸收。

♥ 适宜摄入量

婴幼儿每天维生素 A 的摄入量应为 400 微克（视黄醇当量），相当于 8 克猪肝中维生素 A 的含量。

补充维生素A的推荐食谱

☆清蒸猪肝泥

材料：猪肝50克，鸡蛋1个，胡萝卜泥30克，盐1克，葱花5克，植物油、香油各适量。

做法：

1.猪肝去掉筋膜，洗净切成小片，和葱花一起下锅用植物油炒香，至八成熟时盛出，剁成泥状。

2.把猪肝泥放入碗内，加入鸡蛋、胡萝卜泥、盐、香油和少许水搅匀，入蒸锅用大火蒸熟即可。

营养点评：

猪肝和鸡蛋中蛋白质、维生素A等含量丰富，有助于保护宝宝眼睛，维持正常视力和健康肤色。另外，猪肝中铁含量也很丰富，能防止宝宝出现贫血。

☆蛋黄豆腐汤

材料：鸭蛋黄1个，豆腐40克，葱、姜、高汤、香油、盐、植物油各适量。

做法：

1.豆腐切小块，浸泡于淡盐水中5分钟；葱、姜切末，鸭蛋黄切丁。

2.锅置火上，烧热后放适量植物油，煸香葱末、姜末；加入鸭蛋黄丁略炒；然后放入高汤，烧开，倒入豆腐块和适量盐，中火烧开。

3.放入少许香油即可。

营养点评：

鸭蛋黄有明目补血的作用。豆腐有"植物肉"的美称，富含铁、钙等营养物质，且具有补中益气、生津润肠的作用。此搭配对维护宝宝视力有一定的作用。

维生素B$_2$：缓解和消除宝宝口腔炎症

维生素 B$_2$ 是一种水溶性维生素，人体无法合成，需要从食物或相关补充剂中摄取，来补充人体的需要。它主要参与物质代谢，促进细胞的氧化还原，是体内黄酶类辅基的组成部分。

♥ 维生素 B$_2$ 对宝宝的好处

维生素 B$_2$ 能够促进宝宝的正常发育和细胞的再生，如皮肤、指甲、毛发等的正常生长。帮助宝宝缓解和消除口腔、口唇、舌头的炎症，增进宝宝的视力发育，同时还能提高宝宝的应激适应能力。

♥ 如何知道宝宝是否缺乏维生素 B$_2$

免疫力低下，爱生病。

嘴角破裂且疼痛，舌头发红且疼痛。

眼睛疲劳、畏光、瞳孔扩大，甚至出现角膜变异。

口腔、鼻部、前额以及耳朵出现脱皮。

宝宝缺乏活力，爱昏睡。

容易出现水肿、排尿不畅的症状。

♥ 富含维生素 B$_2$ 的食材推荐

鸡肝、鸭肝、猪肝、蛋黄、牛奶、酵母、坚果、菠菜、糙米。

♥ 黄金搭档

维生素 B$_2$ 与维生素 C 等一起搭配摄取，能促进维生素 B$_2$ 的吸收；维生素 B$_1$、维生素 B$_2$、维生素 B$_6$ 最佳摄取比例为 1∶1∶1。维生素 B$_2$ 与蛋白质搭配，有利于维生素 B$_2$ 在体内的存留，防止其通过尿液排出而很快流失。

♥ 适宜摄入量

0 ~ 6 个月的宝宝每日适宜摄入维生素 B$_2$ 的量为 0.4 毫克，6 个月到 1 岁每日 0.5 毫克，1 ~ 3 岁每日 0.6 毫克。

补充维生素B$_2$的推荐食谱

☆鸭肝小米粥

材料：鲜鸭肝50克、小米30克，葱末、盐各适量。

做法：

1.鲜鸭肝洗净，切碎；小米淘洗干净。

2.锅中倒水烧开，放入小米煮开，转小火煮约15分钟，放入鸭肝碎煮至小米开花。

3.粥煮熟之后，用盐调味，再撒上些葱末即可。

营养点评：

小米有和胃安眠、滋阴养血的功效；鸭肝可以防止宝宝眼睛干涩、疲劳，维持肤色健康，还有补血的作用。

☆苹果香蕉燕麦牛奶饮

材料：苹果半个，香蕉半根，即食燕麦片2大匙，鲜奶1杯，葡萄数颗。

做法：

1.将即食燕麦片用热水冲开；香蕉去皮、切片；苹果洗净、去皮、切丁；葡萄去皮和籽。

2.将香蕉片、苹果丁、葡萄倒入榨汁机，加少量水，榨成汁。

3.将鲜奶、果汁加入冲好的燕麦片中，搅拌均匀即可。

营养点评：

香蕉和苹果都含有丰富的膳食纤维、钾、维生素等，能够促进宝宝胃肠蠕动，防止宝宝便秘。

维生素C：宝宝提高免疫力的"法宝"

维生素 C 是一种水溶性维生素，也被称为抗坏血酸，是组成眼球晶状体的成分之一，宝宝如果缺乏的话，易导致晶状体浑浊，有患白内障的危险。因此，应该注意在宝宝每天的饮食中补充维生素 C。

♥ 维生素 C 对宝宝的好处

维生素 C 对宝宝的主要益处在于：首先，它是细胞间质的主要组成成分，因此可以维持宝宝牙齿、血管、骨骼以及肌肉的正常功能；其次，它可以增强宝宝的抵抗力，预防坏血病；再次，维生素 C 还能促进叶酸、铁、钙等营养物质的吸收，同时降低宝宝出现过敏的概率。

♥ 如何知道宝宝是否缺乏维生素 C

面色白、食欲差、易烦躁。

体重增长缓慢。

宝宝免疫力下降，常常生病，如易患感冒。

伤口愈合缓慢。

出现出血倾向，常见于皮下、牙龈、鼻腔等。

♥ 富含维生素 C 的食材推荐

猕猴桃、橙子、樱桃、草莓、鲜枣、菜花、生菜。

♥ 黄金搭档

宝宝食用含维生素 C 的食物时，可以搭配富含维生素 E 和 β - 胡萝卜素的食物，以促进维生素 C 的吸收，从而增强宝宝免疫力，降低疾病的发生概率。

♥ 适宜摄入量

婴幼儿每天维生素 C 的摄入量应为：婴儿每日 40 ～ 50 毫克，幼儿 60 ～ 70 毫克。

补充维生素C的推荐食谱

☆草莓樱桃汁

材料：草莓、樱桃各50克，冰糖适量。

做法：

1.草莓洗净、用淡盐水浸泡5分钟，去蒂切块；樱桃洗净、去核。

2.将准备好的材料放入榨汁机中榨汁。

3.加入冰糖搅匀即可。

营养点评：

草莓和樱桃都含有极为丰富的维生素C，对提高宝宝免疫力有很大的作用，还有助于消除眼睛的疲劳感。

☆猕猴桃橙汁

材料：猕猴桃半个，橙子半个。

做法：

1.将猕猴桃去皮，橙子去皮、核，一起放入榨汁机中榨汁。

2.将榨好的果汁倒入杯中即可。

营养点评：

猕猴桃除了富含维生素C之外，还有稳定情绪、宁心安神的作用；而橙子具有生津止渴、开胃下气的作用。

铁：促进宝宝生长发育、参与造血

铁在人体内含量较多，几乎所有的组织都含有铁元素，它是人体必需的矿物质之一，与健康有着密切的关系。它是人体红细胞中血红蛋白的组成成分，参与人体造血。

♥ 铁对宝宝的好处

铁能促进宝宝的生长发育，参与造血，维持正常的血液系统的功能，使宝宝面色红润。铁作为运输氧的载体，能维持大脑氧的供应，从而保证其正常发育，促进宝宝智力的正常发展。

♥ 如何知道宝宝是否缺铁

出现恶心、呕吐、食欲不好等症状。

精神不振、反应差、记忆力减退等。

皮肤干燥、角化；毛发失去光泽、易断、易脱落；易患口角炎、舌炎；出现异食癖，喜欢吃泥土、墙皮等。

出现贫血症状，如眼结膜、指甲、面色苍白。

出现易怒、易兴奋、烦躁等精神症状，严重的可出现智力障碍。

可能出现腹泻、腹胀或便秘等现象。

可能出现呼吸、心率加快，尤其是活动或哭闹后更明显。

易发生感染，还可能出现淋巴结肿大。

♥ 富含铁的食材推荐

动物肝脏、瘦肉、血豆腐、蛋黄、海带、黑木耳、深色蔬菜、黑芝麻、红枣。

♥ 黄金搭档

维生素 C 能促进铁元素的吸收，因此在食用富含铁的食物的同时，应该添加富含维生素 C 的食物。

♥ 适宜摄入量

婴幼儿每天铁元素的摄入量应为 10～12 毫克，相当于 50 克猪肝中铁元素的含量。

补充铁元素的推荐食谱

☆牛肝泥拌西红柿碎

材料：牛肝50克，西红柿20克。

做法：

1.将牛肝外层的薄膜剥掉之后，用凉水将血水泡出，然后煮烂并切碎。

2.西红柿用水焯一下，随即取出，去皮，并切碎。

3.将切碎的牛肝和西红柿拌匀即可。

营养点评：

这道菜具有补铁、补肝、明目的作用，很适合身体虚弱、贫血的宝宝食用。

☆菠菜瘦肉粥

材料：大米30克，猪瘦肉20克，菠菜40克，姜、盐各适量。

做法：

1.大米淘净，浸泡30分钟，捞出，沥干；猪瘦肉洗净、切片；菠菜洗净、切碎；姜去皮、切丝。

2.锅内加水，放入大米煮至稍滚。

3.加入猪瘦肉片、菠菜碎、姜丝煮沸，然后转小火慢慢熬煮。

4.待粥煮稠后，加盐调味即可。

营养点评：

菠菜含有丰富的β-胡萝卜素、维生素C、钙、氨基酸等，与猪瘦肉、大米搭配，有助于维护宝宝视力，提高宝宝抵抗力。

☆小白菜肉片汤

材料：小白菜100克，猪瘦肉50克，鸡骨汤500毫升，蒜蓉、酱油、淀粉、植物油、盐各适量。

做法：

1.小白菜洗净，切段；猪瘦肉洗净，抹干水分，切成薄片，加少许酱油、淀粉腌10分钟。

2.锅内倒油烧热，爆香蒜蓉，加入鸡骨汤烧开，放入猪瘦肉片、小白菜段同煮，至肉熟菜烂，放少许盐调味即可。

营养点评：

猪瘦肉中含有丰富的铁，能够为宝宝提供充足铁质，防止宝宝贫血。另外由于汤中加入了小白菜，此汤可以通利肠胃、清热解毒，很适合宝宝喝。

锌：宝宝的"智慧元素"

锌元素广泛分布在人体大部分组织中，以肝脏、肌肉和骨骼中含量较高，是体内一种重要的抗氧化剂。它是人体 200 多种含锌酶的组成成分与激活剂，作为矿物质，其需求量仅次于铁。

♥ 锌对宝宝的好处

锌能参与宝宝的消化系统工作，促进宝宝的食欲、增加味觉。锌被称为"智慧元素"，对宝宝的智力发育起着举足轻重的作用，对免疫系统具有增强作用，能提高宝宝的反应能力和免疫力；能促进伤口愈合，促进生殖系统的正常发育，在维护正常视力和肌肤完整性等方面也有重要作用。

♥ 如何知道宝宝是否缺锌

生长发育迟缓，包括体重、身高、智力、生殖器官等方面。

厌食，有异食癖。

有口腔溃疡等皮肤黏膜病变。

易感染，如出现腹泻、肺炎等。

严重缺乏时会影响维生素 A 的吸收，易患夜盲症。

♥ 富含锌的食材推荐

牡蛎、扇贝、动物肝脏、牛肉、鸡肉、鱼类、花生。

♥ 黄金搭档

食用富含锌的食物时，可以适当多食用含维生素 A、维生素 D 的食物，有助于促进锌元素的吸收。钙、铁和锌搭配，能够促进身体对锌的吸收，在给宝宝补锌时，可以适当补充些含钙、铁的食物。

♥ 适宜摄入量

1 ～ 6 个月的宝宝每日锌元素需求量可以从母乳中获得满足。7 ～ 12 个月每日 8 毫克，1 ～ 3 岁每日 9 毫克，分别相当于 85 克、96 克牡蛎中所含的锌元素的量。

补充锌元素的推荐食谱

☆扇贝南瓜粉丝汤

材料：扇贝肉、粉丝、南瓜各30克，蒜泥、盐、蚝油、淀粉、料酒、植物油各适量。

做法：

1.粉丝提前泡软；南瓜洗净、切块；扇贝肉洗净，在肉上划"十"字，加入少许料酒腌渍后，用热水氽烫。

2.南瓜块煮熟后，压成泥，倒入锅内加水烧开，用淀粉勾芡，做成南瓜汤。

3.锅中放油，加热爆香蒜泥，先后加入适量盐、蚝油和清水，烧开；将扇贝肉倒入锅中，烧至入味后捞出，加入粉丝煮开。

4.粉丝捞出，放入碗中，倒入南瓜汤，最后加扇贝肉即可。

营养点评：

扇贝肉富含微量元素锌，是宝宝补充锌元素的佳品，可以增加宝宝的食欲。南瓜富含β-胡萝卜素，对宝宝的视力、皮肤的发育都有帮助。粉丝可以为宝宝提供碳水化合物，提供充足的热量。

☆土豆鸡肝米糊

材料：土豆40克，大米50克，鸡肝10克，盐适量。

做法：

1.鸡肝用流动的水冲净，放入锅中煮熟，捞出，煮鸡肝的水留用。土豆去皮、洗净，放入锅中煮软，捞出压成泥。

2.大米洗净，加入煮鸡肝的水，大火煮开，中火熬成糊状。

3.将鸡肝捣成泥，与土豆泥一起加入大米糊中，加入适量盐，搅匀即可。

营养点评：

鸡肝富含蛋白质、维生素A、钙、铁、锌等营养物质，可以保护宝宝视力，起到明目的作用。

☆花生粥

材料：带衣花生40克，大米50克。

做法：

1.将带衣花生捣碎；大米淘洗干净。

2.将花生碎和大米放入锅中，大火煮开，转小火熬煮成粥即可。

营养点评：

花生富含蛋白质和不饱和脂肪酸，能健脾开胃，增进宝宝食欲。这款花生粥中锌含量也很丰富，可作为宝宝补充锌的食品。

蛋白质：宝宝生长发育的基本原料

对于宝宝的生长发育来说，蛋白质是基石，是原料。可以说没有蛋白质，生命就无从谈起。人体以蛋白质为原料组成细胞和组织，并随时用蛋白质进行细胞的修补。除此之外，人体所需的"酶"以及有特殊生物功能的"激素""抗体"等，大多都是由蛋白质构成的。

❤ 蛋白质对宝宝的好处

首先，蛋白质是生命的基础，是构成身体的最重要原料之一。其次，充足的蛋白质可以帮助促进宝宝的脑组织、骨骼、肌肉、皮肤等各个器官或组织、系统的生长与发育。再次，蛋白质是组成"酶""激素"的原料，可以健全宝宝的免疫力、抵抗力等，维持宝宝体内的酸碱平衡，还可以作为提供热能的储备库。

❤ 如何知道宝宝是 否缺乏蛋白质

体重逐渐减轻，身材不再生长，变得矮小。

容易感冒、咳嗽，免疫力低下。

宝宝可能会出现偏食、厌食的症状。

宝宝生长发育变得缓慢。

皮肤出现伤口后愈合迟缓，不易愈合。

❤ 富含优质蛋白质的食材推荐

牛奶、鸡蛋、瘦肉、鱼、大豆及其制品、坚果。

❤ 黄金搭档

维生素有利于蛋白质的吸收，因此，妈妈们在给宝宝用温水冲奶粉时，可以搭配一些维生素一起服用，效果更佳。

补充蛋白质的同时，千万别忘了碳水化合物。因为碳水化合物是身体热量供应的主要来源，如果身体能量不足，蛋白质便会充当"替补"，这样反而会增加蛋白质的消耗，不利于身体的吸收。因此在补充蛋白质前，要保证身体有足够的热量。

💜 适宜摄入量

　　母乳喂养的婴儿每日每千克体重需要 2 克蛋白质，相当于约 150 毫升母乳中所含的蛋白质的量。

补充蛋白质推荐食谱

☆牛奶枸杞银耳羹

　　材料：银耳30克，牛奶120毫升，白糖、枸杞子各适量。

　　做法：

　　1.银耳提前泡发，洗净后撕小块；枸杞子洗净。

　　2.锅中放适量水，加银耳，大火烧开后转小火。

　　3.加适量枸杞子继续炖煮10分钟，关火。

　　4.倒入牛奶拌匀，放入适量白糖调味即可。

　　营养点评：

　　牛奶富含蛋白质，银耳含有黏性多糖类物质，可以增强宝宝的抵抗力；枸杞子有抗疲劳的作用。

☆鸡蛋玉米羹

　　材料：玉米粒60克，胡萝卜40克，鸡蛋1个，盐2克，白糖适量。

　　做法：

　　1.将玉米粒、胡萝卜洗净，用搅拌机打碎。

　　2.将鸡蛋打散制成蛋液；将玉米胡萝卜碎放沸水锅中不停搅拌，再次煮沸后，淋入鸡蛋液，加盐和白糖调味即可。

　　营养点评：

　　鸡蛋中含有丰富的蛋白质，鸡蛋中所含的蛋白质品质仅次于母乳，有利于宝宝生长发育。宝宝宜常吃些玉米和胡萝卜，其富含的 β -胡萝卜素，能起到保护宝宝眼睛的作用。

卵磷脂：让您的宝宝更聪明

卵磷脂与维生素、蛋白质是生命的物质基础，每个细胞中都有它的身影，尤其在神经系统、血液循环系统、免疫系统中更为集中。卵磷脂可以起到滋养、保护身体的作用。

♥ 卵磷脂对宝宝的好处

卵磷脂是肝脏的"保护伞"，可以防止宝宝肝脏受到损害，还可以促进大脑发育，增强宝宝记忆力，让宝宝更聪明。同时，作为血液的"清道夫"，它还能清除、分解血管中堆积的废物，如胆固醇等。

♥ 如何知道宝宝是否缺乏卵磷脂

免疫力降低。

记忆力下降。

反应迟钝、理解力下降。

注意力分散。

生长发育缓慢。

毛发稀疏、牙齿发育不好。

♥ 富含卵磷脂的食材推荐

蛋黄、大豆、动物肝脏、小鱼、红肉、花生油。

♥ 黄金搭档

大豆卵磷脂和鱼油（富含 EPA、DHA）搭配食用，能够促进宝宝血液循环和大脑发育，增强宝宝的记忆力和理解能力。对宝宝的心脏、肝脏以及血管的健康，都能起到积极的保护作用。

♥ 适宜摄入量

婴幼儿卵磷脂的摄入量以每日 3 ~ 5 克为宜，相当于 2~3 个蛋黄中的卵磷脂含量。

补充卵磷脂推荐食谱

☆ 蛋黄紫菜粥

材料：鸡蛋1个，大米25克，紫菜2克，熟芝麻、植物油各适量。

做法：

1.大米洗净，浸泡20分钟后，沥干水；鸡蛋打开取蛋黄，搅散；紫菜用剪刀剪成细末。

2.煎锅中放植物油，烧热后放入大米，炒至透明。

3.加入适量水，大火熬煮成粥，放入蛋黄搅散，加上紫菜丝和熟芝麻煮熟即可。

营养点评：

蛋黄和紫菜都富含卵磷脂以及DHA，有利于宝宝大脑和智力的发育。

☆ 油菜豆腐

材料：油菜30克，豆腐40克，肉末10克，盐、植物油各适量。

做法：

1.油菜洗净，切碎；豆腐冲洗后压成豆腐泥。

2.锅内倒油烧热，下入油菜碎，爆香后下入肉末，然后放入豆腐泥，翻炒3分钟左右，加盐调味即可。

营养点评：

油菜能清热化湿，与大豆卵磷脂的豆腐一起食用，有助于去除胃肠湿热，增强宝宝食欲。

DHA：宝宝智力提高的"脑黄金"

DHA（二十二碳六烯酸）是人类大脑发育必需的不饱和脂肪酸之一（另外两种为 ARA 和 EPA），也是人体视网膜和大脑的主要构成成分（大脑中 DHA 占磷脂组织的 20%，在视网膜中含量更是高达 50%），对智力和视力的发育有重要影响。

♥ DHA 对宝宝的好处

DHA 可以维持宝宝体内的血液循环，改善不良情绪，使宝宝精神充足，对宝宝的眼睛、大脑的发育以及学习能力、记忆力都有很好的辅助作用。

♥ 如何知道宝宝是否缺乏 DHA

生长发育迟缓。

皮肤异常。

食欲不振并伴有疲乏、腹泻等症状。

智力发育受阻，出现智力障碍。

严重的可能导致失明。

♥ 富含 DHA 的食材推荐

海参、带鱼、金枪鱼、青鱼、鲈鱼、扇贝、牡蛎。

♥ 黄金搭档

补充 DHA 的同时，宜吃些富含 ARA、叶酸、钙、叶黄素的食物，DHA 和前三者搭配食用能够合理补充营养，叶黄素则可以减缓 DHA 在体内的分解速度，同时能促进宝宝的智力发育。

♥ 适宜摄入量

婴幼儿每天 DHA 的摄入量应为每千克体重摄入 20 毫克，早产儿为 40 毫克。一个 10 千克的宝宝每天需要 200 毫克 DHA，相当于 20 克重的带鱼、鲑鱼或沙丁鱼所含 DHA 的量。

补充DHA推荐食谱

☆海参蛋汤

材料：海参100克，红枣10克，鹌鹑蛋4个，盐适量。

做法：

1.海参先用水发透，去内脏、内壁膜，用水洗净备用；鹌鹑蛋先放入锅中，加清水煮熟，捞出，过凉，剥壳备用；红枣洗净，去核。

2.将以上所有食材放入瓦煲中，加入适量清水，中火煲1小时，加入适量盐调味即可。

营养点评：

海参不但含有丰富的DHA，还具有高蛋白、低脂肪的特点，可促进宝宝脑部生长发育，增强免疫力。

☆清蒸鲈鱼

材料：鲈鱼100克，盐2克，牛奶、花生油各适量。

做法：

1.鲈鱼洗净，切段。

2.鲈鱼段加盐拌匀后，加入适量牛奶去腥，再沾满花生油，放入盘中，上锅蒸20分钟即可。

营养点评：

鲈鱼富含DHA、不饱和脂肪酸、卵磷脂、蛋白质等，对提高宝宝智力、促进大脑发育有很大作用，还可以使宝宝皮肤有弹性，头发黑亮。

叶酸：完善宝宝血液系统功能

　　叶酸被称为"造血维生素"。叶酸缺乏时，会造成贫血，白细胞数量也会减少，人体免疫力也会降低。因此，在宝宝的饮食中补充适量的叶酸，能够提高宝宝自身的免疫力。此外，叶酸能够促进宝宝大脑发育，提高认知力，对智力发育有帮助。

❤ 叶酸对宝宝的好处

　　叶酸，又叫维生素 B_9、维生素 M，也是 B 族维生素的一种，溶于水，能促进红细胞及细胞内生长素的生成，也是人体成长所必需的营养物质之一。

❤ 如何知道宝宝是否缺乏叶酸

　　宝宝生长、发育不良。

　　脸色苍白、舌头发炎、头发干枯。

　　宝宝没有力气、身体发软。

　　有腹泻等胃肠不适。

　　严重时可导致贫血。

　　宝宝没有胃口、体重减轻。

　　身体虚弱、心率加快。

❤ 富含叶酸的食材推荐

　　菠菜、小白菜、西蓝花、生菜、鸡肝、毛豆、圆白菜、杏。

❤ 黄金搭档

　　食用富含叶酸的食物时，宜同时吃些富含维生素 E 的食物，维生素 E 可以促进叶酸的吸收。

　　补充叶酸时，可以同时给宝宝搭配维生素 B_{12}，有助于宝宝更好地吸收叶酸。

❤ 适宜摄入量

　　1 ~ 6 个月的宝宝每日需 25 微克，7 个月至 1 岁的宝宝每日需要 35 微克，1 ~ 3 岁的宝宝每日则需要 50 微克。每 100 克黄豆中含叶酸 181 微克，不同阶段的宝宝可以采用合适的方式按比例摄取黄豆中的叶酸。

补充叶酸推荐食谱

☆菠菜银耳汤

材料：菠菜60克，银耳泡发30克，姜、葱、盐各适量。

做法：

1.菠菜去根，洗净，焯水后切段；银耳泡发后洗净，撕小朵；姜、葱分别切细丝。

2.砂锅加水，煮开，放入菠菜段煮沸，然后放盐和姜葱丝，最后放银耳，稍煮片刻即可。

营养点评：

此汤不仅含叶酸丰富，还能够滋阴润燥，防止宝宝皮肤粗糙，同时还有补气利水的作用。

☆牛奶西蓝花

材料：西蓝花60克，牛奶50毫升。

做法：

1.将西蓝花清洗干净，切成小朵。

2.将切成小朵的西蓝花放入水中汆烫至软，捞出后沥干水分。

3.将沥干水分的西蓝花放入小碗中，倒入准备好的牛奶即可。

营养点评：

西蓝花含丰富的叶酸、β-胡萝卜素、硒等多种营养物质，有健脑壮骨、补脾和胃的作用，利于宝宝成长发育。

钙：宝宝骨骼、牙齿发育的基石

钙在人体的含量中高于其他任何矿物质，是构成骨骼和牙齿最重要的物质之一，通过与另一种元素——磷的相互"磨合"，来促进骨骼和牙齿的生成，并维持其正常功能。

♥ 钙对宝宝的好处

钙是宝宝牙齿和骨骼正常生长和发育的基石之一，能帮助维持心肌的正常收缩功能，还能防止宝宝出血。另外，钙还有预防佝偻病的作用。

♥ 如何知道宝宝是否缺钙

夜间常突然惊醒，然后啼哭不止。

出汗增多，入睡后更明显。

精神烦躁，对事物失去兴趣。

出现串珠肋，容易患气管炎、肺炎等疾病。

严重时会出现肌肉、肌腱松弛，腹部膨大以及驼背。

1岁以内的宝宝还可能出现X型腿、O型腿。

♥ 富含钙的食材推荐

奶类、豆制品、鱼虾类、海带、坚果、深色蔬菜。

♥ 黄金搭档

钙与维生素D是一对好搭档，营养学上形容它们的关系就像"鱼儿离不开水，瓜儿离不开秧一样"，两者能够相互促进吸收。另外，镁、锌、氟、铜等物质也有助于身体对钙的吸收。

给宝宝补钙的时候，可以搭配维生素C，因为维生素C也可以促进宝宝对钙的吸收。

♥ 适宜摄入量

0～6个月的宝宝每日300毫克，7个月至2岁需400～600毫克，3岁及以上则需要800毫克。

每100克全脂速溶奶粉中一般含650毫克钙，具体请参考商家提供的营养成分表。

补钙推荐食谱

☆木瓜鲜奶

材料：木瓜300克，鲜牛奶200毫升，白糖3克。

做法：

1.将木瓜去皮、籽，洗净，切成块。

2.将木瓜块、鲜牛奶、白糖一起放入榨汁机中打成果汁即可。

营养点评：

牛奶富含钙质，木瓜中维生素A、B族维生素、维生素C等含量也较多，除了补钙以外，还可以促进宝宝体内毒素的排出，防止宝宝便秘。

☆清蒸鲫鱼木耳

材料：水发黑木耳60克，鲫鱼400克，牛奶、盐、白糖、姜片、葱段、花生油各适量。

做法：

1.将鲫鱼去鳃、内脏、鳞，洗净，在鱼身两侧各划两刀；水发黑木耳去杂质，洗净，撕成小片。

2.将鲫鱼放入碗中，加入姜片、葱段、牛奶、白糖、盐、花生油，覆盖黑木耳，上蒸笼蒸8～10分钟取出，去掉姜片和葱段即可。

营养点评：

鲫鱼富含钙与蛋白质，能防止宝宝缺钙，还可以强健宝宝的脾胃，非常适合宝宝食用，有益于宝宝健康成长。黑木耳中富含铁，对预防贫血有很好的作用。

☆奶汤蛋黄粥

材料：鸡蛋1个，奶粉2勺，大米适量。

做法：

1.大米洗净，加水煮熟取稀米汤备用；鸡蛋煮熟，取蛋黄碾粉。

2.奶粉冲好，加入蛋黄粉和米汤，拌匀即可。

营养点评：

本粥富含蛋白质、铁、卵磷脂等，对宝宝生长和大脑发育有很大的益处。

☆土豆泥鱼肉糕

材料：土豆50克，鳕鱼肉30克。

做法：

1.土豆去皮，洗净，切块。

2.土豆放入蒸锅蒸软，放入碗内。

3.鳕鱼肉放入小锅中，加水，大火煮熟，捞出，放入盛有熟土豆的碗内。

4.将鳕鱼肉和土豆压成泥，加入少量鱼汤，搅拌成黏稠状即可。

营养点评：

鳕鱼含有丰富的蛋白质和维生素A、维生素D，能够促进宝宝骨骼发育，保护宝宝视力。

Chapter 3

合理喂养宝宝的方式

　　一般来说，母乳喂养是宝宝早期最理想的喂养方式，但是母乳分泌不足或其他原因造成不能完全母乳喂养时，也可以合理地采用正确的混合喂养和人工喂养方式，以保证宝宝摄取到充足的营养。那么，这三种喂养方式具体有哪些讲究？从宝宝4个月大开始，当单纯的乳品渐渐满足不了宝宝生长发育所需要的营养时，就要适时地添加辅食了。那么，给宝宝添加辅食又有哪些原则需要遵守呢？本章将为你解答以上问题。

母乳喂养

一般来说，身体健康的妈妈分娩的健康足月的宝宝，出生后早期得到充足的母乳喂养应该是最理想的营养摄取与喂养方式。因为母乳中的营养成分比例适当，易于宝宝吸收与利用。此外，母乳中含有丰富的抗体和其他免疫活性物质，既能增强宝宝的抗感染能力，减少感染性疾病的发生，还能预防某些过敏性疾病。

但以下情况不适合母乳喂养：

1. 妈妈患有肝炎等传染病或心脏病、肾病、糖尿病等消耗性疾病时，必须停止母乳喂养。

2. 妈妈患病（如感冒、发热等）不得不服用药物时，应停止哺乳，待病愈停药后再喂养。

3. 妈妈患有严重乳头皲裂和乳腺炎等疾病时，应暂停哺乳，以免加重病情。但可以把母乳挤出喂哺宝宝。

4. 接触有毒化学物质或农药的妈妈不宜哺乳，因为有害物质可通过乳汁使宝宝中毒。

混合喂养

当母乳分泌不足或其他原因造成不能完全母乳喂养时，可选择混合喂养方式或采取补授法和代授法。补授法是每次先喂哺母乳，让宝宝将乳房吸空，然后再喂配方奶。代授法即一顿全部用母乳哺喂，另一顿则完全用配方奶，也就是将母乳和配方奶交替哺喂。

一天中母乳喂养应不少于3次，否则母乳就会有迅速减退以致消失的可能。6个月以内的宝宝应采取补授法喂养，6个月以后可采用代授法。

另外，产假休完即将上班的妈妈，若担心上班后不能及时哺乳，宝宝营养不能得到保证。这种情况下，建议妈妈事先做好上班后的喂养安排，在上班前1个月逐渐开始混合喂养，选用近似母乳的配方奶粉作为母乳喂养的补充。

人工喂养

这种喂养方法是指由于各种原因无法进行母乳喂养，而只好采用其他乳品或代乳品进行喂哺，其中以牛奶最为常用。

6 个月以下的宝宝，必须保证喂养一定数量的鲜牛奶，但随着年龄增长，全部用鲜牛奶，往往不易做到，因此可加用奶粉冲调。

配方奶的正确冲泡方法

向奶瓶里倒入适量的温开水，然后加入规定比例的配方奶粉，摇动奶瓶至均匀。一般的配方奶粉都含有足够的糖分，不需要另外添加，冲好的奶粉要晾至和体温相同时再喂宝宝。

用配方奶喂养宝宝时，一定要注意以下 3 点：

1. 忌过浓或过稀。浓度高可能会引起腹泻，浓度低会造成营养不良。

2. 忌高温。妈妈的体温是 37℃，这也是配方奶中各种营养存在的适宜条件，宝宝的胃肠也刚好适合吸收。

3. 忌污染变质。配方奶比较容易滋生细菌，冲调好的奶粉不能再被高温煮沸消毒，所以冲泡时一定要注意卫生。配方奶粉开罐后放置时间不能过长，不然容易受到污染。

人工喂养宝宝时如何掌握奶汁温度

将冲泡好的奶汁装入奶瓶中，把奶汁滴几滴在自己的手背上，如感到不烫，这个温度则刚好适合宝宝的口腔温度。有些父母用口吮几口奶汁的方式来感觉奶汁温度，这样很不卫生，因为成人口腔中的细菌很容易留在奶嘴上。另外，宝宝的抵抗力弱，这样很容易引发疾病。此外，成人口腔对温度的感觉与宝宝的感觉相差甚远，有时成人觉得奶汁不烫，对宝宝来说，这个温度却是不能忍受的。

给宝宝加辅食6个原则

♥ 奶类每天不能少

1 岁以上的宝宝，因为牙齿还没有发育完全，不能从固体食物中摄取到足够的蛋白质，饮食上还应该注意奶类食物的摄取，奶类食物仍是宝宝重要的营养来源之一。每天大约需要给宝宝喝 600 毫升纯牛奶。

♥ 少食多餐

宝宝的胃比成年人小，不能像大人那样一日三餐，进餐次数应该多一些。1岁至1岁半的宝宝，每天可进餐5～6次，即早、中、晚三餐加上午、下午点心各1次，这样比较适宜。在临睡前再增加1次晚点心，但3次加餐的点心不宜太多，不然会影响宝宝正餐时的食欲。

♥ 注意食物品种的选择

宝宝添加辅食以后，需注意食物要干稀搭配，荤素搭配，饭菜要多样化，每天都不重复。比如，主食要轮换吃稀饭、馒头、面条、包子、饺子、馄饨、花卷等，要用肉、豆制品、蛋、蔬菜等混合做菜，一个炒菜里可同时放两三种蔬菜。

♥ 食物口味要清淡

给宝宝吃的食物要以天然、清淡为原则。1岁以内不建议放盐，1岁以上不要添加过多的盐、糖等调味品，否则会增加宝宝肾脏的负担，损害肾功能，影响宝宝的健康。

♥ 食物要新鲜

家长在购买食物的时候，尽量选择新鲜的食物，不要购买垃圾食品、合成食品、加工食品、腌渍食品、冰冻食品、反复融冻食品，食物的量尽量刚好，少给宝宝吃剩饭剩菜。

♥ 烹调宜少油

给宝宝烹调的食物不宜口感过硬，还要避免油腻、味道过重、辛辣上火的食物。烹调上要注意甜咸、干稀、荤素之间合理搭配，为宝宝提供均衡的营养。此外，还要注意食物的色、香、味，这样更能提高宝宝的食欲。

Chapter *4*

不同月龄宝宝怎样吃

对0～3个月的宝宝来说，我们提倡以母乳喂养为主，4个月之后可以逐渐添加辅食了，那么，如何判断具体从何时开始给宝宝添加辅食？添加辅食之后，如何根据各个月龄段具体的营养需求，科学合理地安排和制作适合宝宝食用的辅食呢？为了解决这些问题，本章将0～3岁这个时期分成12个具体的月龄段，详细指导每个月龄段宝宝进食的重点、要点及相关注意事项，并推荐适合该月龄段宝宝的食谱，全方位地助力宝宝健康成长每一天。

0～3个月宝宝：提倡母乳喂养为主

❤ 母乳喂养有利于母婴双方的健康

母乳喂养对宝宝的好处

母乳是宝宝成长中最完美的第一口饭。母乳中含有丰富的营养，乳蛋白可促进糖的合成，在胃中遇酸后形成的凝块小，利于消化。母乳中牛磺酸较多，其与胆汁酸结合，在消化过程中起到重要作用，可维持细胞的稳定性。母乳中所含乳糖比例较高，对婴儿的大脑发育有促进作用。其中丰富的铜，对于保护婴儿的心血管有很大作用。婴儿生长期的碳水化合物也主要从母乳中获得。母乳中不饱和脂肪酸含量较高，且易被人体吸收。

母乳喂养可以增强新生儿的抵抗力，通过抚摸接触增进母婴之间的感情，也有利于新生儿心理健康。

母乳喂养对妈妈的好处

母乳喂养还可以促进母亲子宫收缩，帮助子宫收缩到孕前大小，减少阴道出血，预防贫血。同时还能有效地消耗怀孕时期堆积的脂肪，可促进身材的恢复，并避免产后肥胖。

哺乳期间排卵会暂停，也可以达到自然避孕的目的，有助于推迟再次妊娠的时间。

❤ 妈妈的饮食调配很重要

有些妈妈生产后感到松了一口气，觉得终于可以不用顾虑孕期的各种禁忌了，可以想吃什么就吃什么。其实并非如此，处在哺乳期的妈妈们饮食也需要多加注意，营养要均衡，保持充足的能量摄入，对于一些食物还要严格忌口。

一定要禁止摄入含有咖啡因和酒精的饮品。这些物质能通过乳汁损害或刺激宝宝。如果孩子在吃完奶后表现得烦躁不安、爱哭或不爱睡觉，这说明可能是妈妈的乳汁出现了问题。如果婴儿对妈妈摄入的食物过敏，可以在宝宝的皮肤上（皮疹或麻疹）、呼吸上（喉咙肿胀或充血）或大便上（绿色或黏液状）看到这些反应。妈妈的饮食也不宜过咸，否则宝宝皮肤容易出现过敏、湿疹等。

另外要保持新鲜蔬菜、水果的摄入。除橘子、榴莲、荔枝等热性水果外，其他水果，如苹果、桃、梨、香蕉等都可以起到清热解毒的作用。例如梨清热生津，最适合内火炽盛、口腔溃疡的妈妈吃。冬瓜具有清热除烦、利小便的作用；萝卜清热、顺气、化痰；莲藕性凉，能清热凉血、健脾开胃、生津止渴，对于产后恶露不尽、伤口不易愈合者有较好的作用。

需要注意的是，在月子里的妈妈水果、蔬菜宜熟吃、热吃，否则您的宝宝会容易腹泻。等宝宝满月后，再逐渐增加生吃水果和某些蔬菜的量，对宝宝的胃肠道健康更有益。

❤ 宝宝配方奶喂养需要注意的事项

不是所有的宝贝都很幸运可以吃到妈妈的母乳，没有母乳和缺乏母乳喂养的宝宝，可以选择配方奶。配方奶是婴幼儿配方乳粉的简称，它是一种专为婴幼儿研制的食品，是根据不同时期宝宝生长发育所需营养特点设计的产品。

很多人觉得配方奶没有母乳好，但是实际上在没有母乳或母乳不能满足宝宝需要的情况下，配方奶还是宝宝最好的选择。它不但强化了宝宝生长所必需的维生素和矿物质，并且对碳水化合物、脂肪、蛋白质这三大产热营养素的比例进行了调整，如果初产妈妈的奶水不够宝宝吃，无疑配方奶就是最佳的营养补充来源了。

❤ 冲调配方奶需要注意的事项

1. 在冲调配方奶时一定不要用开水。最适宜的是温度65℃左右的温开水，冲泡时一定要先加水，然后再放入奶粉，不然会影响奶粉的冲泡比例，使冲出来的奶粉浓度较高。

2. 冲泡时先让奶粉自然溶解，然后搅拌使其彻底溶解后便可以给宝宝食用。

3. 冲调配方奶的时候，要严格按照说明书中的比例冲调，过浓或过稀都不好。

4. 一般在最初几周里，宝宝每天的进奶量大概等于体重的1/5。如果在宝宝一次喝奶的时间里，剩余的配方奶超过了1小时还没喝完，那就不能再继续给宝宝喝了，应该倒掉。因为，剩下的奶可能已经被细菌污染，细菌可能会通过奶嘴进入配方奶里面。宝宝再次饮用就有可能造成腹泻等症状。

5. 配方奶粉要注意保质期，选择没有过保质期、生产日期距离目前最近的配方奶。同时还要检查其外包装是否有破损，如果有密封盖鼓起来，或者包装袋有裂口，空气就有可能进入，那么在运输中就极有可能混入杂质，继而损坏奶粉的品质。

4个月宝宝：辅食添加从米汤、蔬果汁开始

♥ 判断是否要开始添加辅食的 5 个要点

　　一般来说，大多数宝宝从 4 ～ 6 个月开始添加辅食。辅食可以提供完整均衡的营养，对成长中的宝宝来说是非常重要的，特别是在 1 岁以内阶段的营养给予，更是关乎日后宝宝的生长发育。但由于个体的差异情况，添加辅食的时间也不能一概而论，一般可以从以下几个方面判断。

　　看看体重： 当宝宝体重达到出生时的 2 倍，至少达到 6 千克时，可以考虑添加辅食。

　　观察行为： 如果有人在宝宝旁边吃饭时，宝宝表现出很感兴趣，可能还会来抓勺子、抢筷子。或者宝宝将手或玩具往嘴里塞，说明宝宝对吃饭有了兴趣。伸舌反射，很多父母发现刚给宝宝喂辅食时，宝宝常常把刚喂进嘴里的东西吐出来，认为是宝宝不爱吃。其实这种表现是一种本能的自我保护，称为"伸舌反射"，说明喂辅食还不到时候。伸舌反射一般到 4 个月前后才会消失。如果在消失之前坚持喂辅食，一味地硬塞、硬喂，会让宝宝觉得不愉快，不利于良好饮食习惯的培养。

　　发育情况： 宝宝能控制头部和上半身，可以扶着或靠着坐，能够挺胸、抬头，可以通过转头、前倾、后仰等来表示想吃或不想吃，这样就不会发生强迫宝宝食用的情况。

　　是否吃不饱： 比如说宝宝原来能一夜睡到天亮，现在却经常半夜哭闹，或者睡眠时间越来越短，母乳喂养次数增加到每天 8 ～ 10 次或喂配方奶 1000 毫升，但宝宝仍处于饥饿状态。这是因为当宝宝在 4 ～ 6 个月前后出现生长加速期时，是开始添加辅食的最佳时机。

　　对吃饭是否感兴趣： 父母舀起食物放进宝宝嘴里时，宝宝尝试着舔进嘴里并咽下，表示很高兴的样子，说明宝宝对吃东西有兴趣，这时就可以放心给宝宝食用了。如果宝宝将食物吐出，把头转开或推开父母的手，说明宝宝不要吃也不想吃。父母一定不能勉强，可以隔几天再试试。

♥ 辅食添加顺利的妙招：先喂辅食再喝奶

　　对于宝宝来说，吃辅食的方式和顺序也是格外重要的。许多父母会将辅食加入配方奶中，一起给宝宝饮用，这种方法完全是不明智的。因为这样做，一方面宝宝完全没有看见所添加辅食的样式，从感官上没有对食物的认识；另一方面这样做可能因此错失了

让宝宝适应新的食物及用汤匙的机会，对于日后辅食的添加造成困难。正确进餐的顺序是，让宝宝先吃辅食，再喝奶，避免宝宝喝饱后，就不愿意尝试辅食。

❤ 一定要注意食材的新鲜与卫生

4 个月的宝宝胃肠功能还很弱，因此给宝宝添加辅食时，一定要注意：

1. 食材要保证新鲜和卫生，选用新鲜的天然的原料。

2. 现做现吃，不要把制作好的食品存放过久。

3. 有皮的水果和蔬菜，应去皮后再加工制作；切忌用已破损或糜烂的水果及蔬菜制作辅食。

4. 烹饪时一定要煮熟煮透，特别是鸡蛋、鱼虾和肉类，以免发生感染和过敏。

5. 制作辅食和吃饭前，一定要剪短指甲、清洗双手；保证所有用具和餐具清洁干净。

6. 对于易引起过敏的食物，如鸡蛋、海鲜等，不建议食用。

7. 一些食物，如蜂蜜，虽然属于天然食品，但因无法消毒，其中可能含有肉毒杆菌，会引起宝宝严重的腹泻或便秘，不适合 1 岁以下的宝宝食用。

4个月宝宝的推荐食谱

☆菠菜水

材料：菠菜60克。

做法：

1.将洗净的菠菜切去根部，再切成长段，焯水后备用。

2.砂锅中注入适量清水烧开，放入切好的菠菜，拌匀。

3.盖上盖，烧开后用小火煮约5分钟至其营养成分析出。

4.揭盖，关火后盛出汁水，装入杯中即可。

营养点评：

菠菜含有维生素、β-胡萝卜素、钙、磷、铁等营养成分，具有促进生长发育、保护视力、增强免疫力等作用，适合4个月宝宝作为辅食添加。

☆西红柿米汤

材料：西红柿50克，大米20克。

做法：

1.清水烧开，放入西红柿，烫煮约2分钟至断生，捞出，除去表皮，切成丁，倒入榨汁机中，榨汁待用。

2.清水烧开，倒入大米，用小火煮至浓稠后，倒取米汤备用。

3.另起汤锅烧热，倒入米汤，再放入西红柿汁，小火煮片刻至沸腾；关火后盛出米汤，放在小碗中即成。

营养点评：

西红柿富含维生素C，可以有效补充宝宝所需营养，也能润肠通便，预防宝宝便秘，榨成汁与米汤同食，营养更丰富。

☆胡萝卜土豆米汤

材料：土豆40克，胡萝卜40克，大米30克。

做法：

1.大米提前2小时用水泡发。把土豆洗净去皮，切成丁。胡萝卜洗净，切成丁。

2.汤锅中注入适量清水，用大火烧开。倒入发好的大米。加入切好的土豆丁、胡萝卜丁，搅拌均匀。盖上锅盖，用小火煮30分钟至食材熟透。

3.把锅中材料盛在滤网中，滤出米汤，放在碗中，待凉后饮用即可。

营养点评：

胡萝卜中的维生素A是骨骼正常发育的必需物质，可以促进细胞的增殖与生长，同时有利于眼部细胞的发育。另外这款辅食有助于腹泻的宝宝恢复健康。

☆清淡米汤

材料：水发大米50克。

做法：

1.砂锅中注水烧开，倒入发好的大米，搅拌均匀。

2.盖上盖，烧开后用小火煮20分钟，至米粒熟软。

3.揭盖，搅拌均匀，将煮好的粥盛在滤网中，将米汤滤入碗中。待米汤稍微冷却后即可饮用。

营养点评：

大米含有蛋白质、维生素、矿物质，米汤具有益气、润燥、健脾养胃、助消化、增强免疫力等作用，非常适合作为4个月宝宝的辅食。这款辅食还有助于缓解宝宝腹泻。

☆彩色米汤

材料：粳米、紫米、糙米各20克。

做法：

1.将粳米、紫米、糙米洗净，提前用水浸泡2小时。

2.锅中注入适量清水烧开，放入洗净泡好的粳米、紫米、糙米，搅拌均匀，使米粒散开。

3.盖上盖子，用大火煮沸，再转用小火煮约30分钟至米粒熟透。

4.关火后取下盖子，搅拌几下。盛出煮好的米汤，放在碗中即可。

营养点评：

紫米富含淀粉与植物蛋白，可补充消耗的体力及维持身体正常体温。此外，紫米还含有丰富的铁，故有补血的作用。幼儿食用紫米，对缺铁性贫血有一定的预防作用。此汤有利于宝宝补血强身。

5个月宝宝：可开始添加蛋黄、米糊

♥ 5个月宝宝的辅食添加时间

宝宝刚添加辅食，不需要太多，每天两次即可，上下午各1次，父母可以根据宝宝的实际情况来安排添加辅食，不能吃得太多，否则易引起消化不良。

另外，宝宝添加辅食一定要遵循从少到多、从稀到稠、从细到粗的原则，从一种到多种慢慢添加，要让宝宝有个适应过程，同时注意观察宝宝的大便，如果出现腹泻就要停止辅食的添加，待宝宝大便恢复正常后，再适当地慢慢添加。奶和奶制品是宝宝的主要食品。每日饮奶量为600~800毫升。一般以每日哺乳5次，间隔4小时为宜。辅食要呈泥状、滑软、易咽，不要加任何调味剂。选择大小合适、质地较软的勺子喂宝宝吃饭。开始时，只在小勺里加入少许食物，轻轻平伸小勺，放在宝宝的舌尖上，然后撤出小勺。要避免小勺进入口腔过深或用勺压宝宝的舌头，这样容易引起宝宝的反感。

♥ 注意喂奶后要给宝宝补充水分

水是维持生命的重要成分，一般来说，母乳喂养的宝宝，如果母乳量充足且宝宝食欲正常，无须额外补充水分。但是人工喂养的宝宝必须额外补充水分。因为喝奶粉的宝宝，都会有点上火，多喝水有助于避免宝宝上火，尤其是晚上喝奶后给宝宝喝点水，对有牙的宝宝更有利，可以预防龋齿，因为奶粉一般都微甜。补充的水分可以用单纯的白开水，也可用一些果汁代替，但是给宝宝榨汁时一定要注意卫生，以免有农药或者细菌残留，影响宝宝胃肠健康。另外，榨汁时一定要将水果的果核处理干净，因为宝宝的消化道还未发育完全，以免发生危险。

♥ 如何让宝宝爱上辅食

对于宝宝来说，辅食是一个新的东西，不会有特殊的偏好。因此，妈妈可以运用一些小技巧，帮助宝宝顺利爱上辅食。

1. 保持愉快的用餐情绪，不要强迫宝宝用餐。经常强迫宝宝吃东西，不仅会影响宝宝的消化系统，还会让宝宝认为吃饭是件讨厌的事情，进而对吃饭产生逆反心理。

2. 可以为宝宝准备一套可爱的餐具。用大碗或者杯子盛满食物，会对宝宝产生压迫感，进而影响食欲。

3. 尖锐的叉子及易破的餐具也不宜让宝宝使用，以免发生意外。

4. 在吃饭时，家长可以鼓励宝宝自己用餐具吃饭，给宝宝自主学习的机会，也可以在地上铺餐布，方便宝宝练习。

5. 如果宝宝喜欢用手抓东西吃，可制作易于用手拿的食物，满足宝宝的欲望，进而增加食欲。

6. 辅食的制作，要经常更换食材，才能引起宝宝的兴趣。成人常吃一种食物都会没有食欲，如果宝宝常吃一种食物也会倒胃口，富有变化的饮食才能刺激宝宝的食欲。每当加入一种新鲜的辅食时，可以在宝宝原本喜欢的食物中添加，分量和种类由少到多，从而找出宝宝喜欢的食物。对于宝宝不喜欢的食物，可以在制作上变换花样，引起宝宝的注意，使其逐步接受，养成不挑食的好习惯。

7. 在食物的搭配上，可以选择颜色鲜艳的食物互相搭配，这样同样可以引起宝宝对食物的兴趣。

5个月宝宝的推荐食谱

☆彩色蔬果汁

材料：橘子50克，大白菜50克，胡萝卜40克。

做法：

1. 将洗净的胡萝卜切片，再切成条，改切成丁。将洗好的大白菜切条，改切成丁。把准备好的橘子掰成瓣。

2. 取榨汁机，选搅拌刀座组合，倒入准备好的材料，再加入适量清水。盖上盖子，选择"搅拌"功能，榨成蔬果汁。

3. 把榨好的蔬果汁倒入碗中即可。

营养点评：

本品有清热解毒、解暑利湿、生津止渴的功效，对于因为缺乏维生素导致的宝宝口舌生疮，有一定的辅助治疗作用。

☆白萝卜稀米糊

材料：水发米碎40克，白萝卜50克。

做法：

1.白萝卜洗净去皮，切成小块，装盘待用。

2.取榨汁机，放入白萝卜，注入少许温开水，榨取汁水，倒入碗中，备用。

3.砂锅置于火上，倒入白萝卜汁，用中火煮至沸。

4.倒入备好的米碎，烧开后用小火煮约20分钟至食材熟透即可。

营养点评：

本品具有下气、消食解毒、清咽润肺、解毒生津、利尿通便的作用，有助于缓解宝宝便秘、气胀、食滞、消化不良、痰多、大小便不通畅等症状。

☆土豆稀米糊

材料：水发米碎40克，土豆40克。

做法：

1.将洗好去皮的土豆切小块，放在蒸盘中，待用。

2.蒸锅上火烧开，放入装有土豆的蒸盘，用中火蒸20分钟至土豆熟软，取出放凉，碾成泥状待用。

3.砂锅中注入适量清水烧开，倒入备好的米碎，搅拌均匀，烧开后用小火煮20分钟至米碎熟透。倒入土豆泥，搅拌均匀，继续煮5分钟即成。

营养点评：

土豆能健脾养胃、益气调中、缓急止痛、通利大便，对调理宝宝脾胃虚弱、消化不良、胃肠不和、大便不畅等有辅助治疗的作用。

☆苹果稀米糊

材料：水发米碎40克，苹果50克。

做法：

1.将洗净去皮的苹果切成丁。

2.取榨汁机，倒入切好的苹果，注入少许温开水，榨取果汁，滤入碗中，待用。

3.锅中注入适量清水烧开，倒入备好的米碎，拌匀，烧开后用小火煮30分钟至熟。

4.倒入苹果汁，拌匀，用大火煮2分钟，至其沸，关火后晾凉即可食用。

营养点评:

苹果中含有苹果酸和枸橼酸,既有预防、改善感冒的作用,还具有生津止渴、清热除烦、健胃消食的作用,宝宝食用可调整肠道菌群,保护胃肠、健胃消食。

☆蛋黄糊

材料: 熟鸡蛋1个,水发米碎40克。

做法:

1.熟鸡蛋去除外壳。取出蛋黄压碎,碾成末,备用。

2.汤锅中注入适量清水烧开。下入米碎,用大火煮约30分钟至米粒呈糊状。

3.转小火,倒入部分蛋黄末,搅拌均匀,续煮片刻至入味。

4.关火后盛出煮好的米糊,装在碗中。撒上余下的蛋黄末点缀即成。

营养点评:

鸡蛋黄中含有大量的胆碱类物质,对于这个时期宝宝的脑部发育,可提供充足的营养物质。

6个月宝宝：蔬菜和水果可适量增加，注意补铁

❤ 6个月宝宝可以加稀粥了，奶与辅食的比例是 8 : 2

宝宝6个月了，经过一段时间的辅食添加，已经基本适应了这种饮食结构，可以适当增加辅食的比例，同时减少母乳喂养的次数。

6个月的婴儿，辅食可以从稀粥开始添加，而且可以由稀略为增稠一点，每天3汤匙，可分2次吃，逐步可加至5～6汤匙，在粥中可加蛋黄、菜泥，略以调味。

每新添一样食品，婴儿因不习惯而不肯吃，这时家长要耐心喂养，不要过于勉强，当宝宝吃过1～2次之后，渐渐习惯，就会爱吃的。如果辅食添得好，可以减去一次奶。随着宝宝胃肠功能的健全，在添加米粉的同时，还可增加鸡、鸭、猪等的动物血以及瘦肉糜、鱼泥、猪肝泥等含铁丰富又容易吸收的食物，可直接调入米粉。

注意1周岁以内宝宝的辅食中不要添加任何调味品。辅食除每天给宝宝两顿粥或煮烂的面条之外，还可添加一些豆制品，仍要吃菜泥、鱼泥、肝泥等。在宝宝出牙期间，还要继续喂小饼干、烤馒头片等，让宝宝练习咀嚼。

另外增加半固体的食物，如米粥或面条，一天只加一次。但是粥的营养价值与牛奶、人奶相比要低得多。米粥中还缺少宝宝生长所必需的动物蛋白，因此，粥或面条一天只能加一次，而且要制作成鸡蛋粥、鱼粥、肉糜粥、肝泥粥等给宝宝食用。

❤ 6个月宝宝要开始补铁啦

婴幼儿正处于生长发育的快速阶段，其身高、体重增长较快，对铁的需求量就相对较多，如果不能从膳食中摄取足够量的铁来满足生长发育的需要，则易引起缺铁性贫血，影响宝宝的免疫力，从而影响健康。宝宝补铁首选含铁辅食。宝宝满6个月开始添加辅食后，应首先选用富含铁的辅食，主要有肝泥和肉泥（6个月时尝试，7个月时正式添加，至1周岁时应达到每天25～50克）。

水果（泥）和蔬菜（泥）含有维生素C，可促进铁的吸收。要注意的是，鸡蛋（蛋黄）虽然含铁较多，但很难吸收，且易过敏，所以不主张作为主要补铁的食物。家庭自制米粥、米饭、面条等含铁极少，也不是铁的良好来源。

铁的补充主要通过食物的摄入来获取，食物中的铁有两种形式，一种是血红素铁，另一种是非血红素铁。血红素铁存在于动物性食物中，如动物肝脏、血制品、肉类、禽

类、鱼类等，摄入体内后吸收得比较好，因此补铁宜首选富含血红素铁的动物肝脏、血和肉类等。非血红素蛋白存在于植物性食物中，如蔬菜、粮谷类等，其吸收利用率较低。因此家长安排膳食时，要注意合理搭配。

维生素 C 是一种强还原剂，能使食物中的铁转化为能被身体吸收的亚铁，所以在进餐的同时食用富含维生素 C 的水果或者青菜，可使铁的吸收率提高数倍。

另外，对于缺铁的宝宝，不要在进餐时或进餐后立刻服用抗生素类药物，这些药物会抑制食物中铁的吸收。

♥ 辅食可适当多一些蔬菜汁和水果汁

6 个月大的宝宝，处于刚开始添加辅食的阶段，而此时又是宝宝发育和增强免疫力的关键时期，那么到底要添加哪些食物，在制作过程中又要注意怎样操作才能保证食物营养的完整性呢？其实，这个阶段的辅食，要从流质开始，除了米汤之外，水果蔬菜汁是宝宝最好的辅食选材，其中丰富的维生素、β - 胡萝卜素、矿物质，可为宝宝生长发育补充足够的能量和营养。

蔬菜的选择上，可以选择比较容易被宝宝吸收而且富含微量元素的青菜，例如油菜、菠菜的新鲜绿叶榨成的蔬菜汁，十分适合宝宝娇嫩的胃肠。比如西红柿，就可以在洗净、用开水烫软后去皮切碎，榨成西红柿汁，加上奶粉、温开水后调制成西红柿奶给宝宝喝。

对于蔬菜汁和果汁的量，一次不要超过 20 毫升，对于 6 个月的宝宝，每天喝 3 ~ 4 次的果汁或蔬菜汁是适当的。但是每次只能吃一种，确定宝宝胃肠功能适应这种食物后再逐渐添加，即便是水果汁，也要兑温水食用，一个是因为宝宝胃肠还不完善，不要用冰冷的食物去刺激；另一个是因为宝宝消化系统也还不完善，过浓的果汁会让宝宝吸收不了而导致腹泻。超市里的成品果汁里面含有各种添加剂，不建议给宝宝饮用。

6个月宝宝的推荐食谱

☆**藕粉糊**

材料：藕粉40克。

做法：

1.将藕粉倒入碗中，倒入少许清水。搅拌匀，调成藕粉汁，待用。

2.砂锅中注入适量清水烧开。倒入调好的藕粉汁，边倒边搅拌，至其呈糊状。

3.用中火略煮片刻。关火后盛出煮好的藕粉糊即可。

营养点评：

莲藕会散发出一种独特的清香，其含有鞣质，有健脾、通便、止泻作用，能增进食欲、促进消化、开胃健脾，有益于胃纳不佳、缺乏食欲的宝宝恢复健康。

☆油菜面糊

材料：油菜50克，面粉30克。

做法：

1.汤锅中加入清水烧开，放入油菜，煮至断生，捞出待用；榨汁机中放入油菜，榨取油菜汁。

2.把面粉放入碗中，倒入油菜汁，搅拌均匀，制成面糊。

3.汤锅中注入清水，倒入面糊，小火煮熟，盛出，装入碗中即成。

营养点评：

本品绵软可口，易于消化，可以很好地促进宝宝的食欲，尤其对于胃肠功能较弱的宝宝来说，可以经常食用。

☆圆白菜鸡肉豌豆米粥

材料：鸡胸肉20克，圆白菜、胡萝卜各25克，豌豆20克，软米饭30克。

做法：

1.汤锅中注入清水、豌豆，烧开后小火煮3分钟至熟，捞出备用。

2.圆白菜切碎，胡萝卜切成丁，豌豆切碎，鸡胸肉切片，再剁成末。

3.汤锅中清水烧开，倒入软米饭，调成中火，煮20分钟至其软烂；倒入鸡肉末、胡萝卜丁、圆白菜碎、豌豆碎煮至沸腾，搅拌片刻，盛出装入汤碗中即可。

营养点评：

鸡肉很容易被人体吸收利用，有增强体力、强壮身体、增强身体免疫力的作用，还具有抗氧化作用和一定的解毒作用，有益于改善儿童心脑功能。

☆胡萝卜核桃粥

材料：胡萝卜40克，豌豆20克，核桃粉15克，水发大米30克，白芝麻、芝麻油各适量。

做法：

1.将洗好去皮的胡萝卜切段，备用。锅中注水烧开，倒入胡萝卜段、豌豆，用中火煮约3分钟，至其断生，捞出沥干，放凉；将胡萝卜切碎，剁成末；把豌豆切碎，剁成细末，备用。

2.砂锅中注水烧开，倒入洗净的大米，搅拌片刻，烧开后用小火煮约20分钟至大米熟软。

3.倒入豌豆末、胡萝卜末，撒上备好的白芝麻，搅拌均匀，用中火续煮15分钟至食材熟透；倒入核桃粉，搅拌均匀，淋入少许芝麻油，搅匀即可。

营养点评：

核桃含有蛋白质、B族维生素、叶酸、铜、镁、钾、磷等营养成分。此粥具有增强免疫力、益智健脑、润肠通便等作用。

☆牛奶蛋黄粥

材料：水发大米40克，牛奶70毫升，熟蛋黄30克。

做法：

1.将熟蛋黄切碎，备用。

2.砂锅中注入适量清水烧开，倒入洗净的大米，搅拌均匀。盖上盖，烧开后用小火煮约30分钟至大米熟软。

3.揭开盖，放入熟蛋黄，倒入备好的牛奶搅拌匀。

4.略煮片刻，关火后盛出煮好的粥，装入碗中即可。

营养点评：

本品富含胆碱类成分，对于宝宝大脑的发育起到至关重要的作用，可健脑益智，还能补虚损、益肺胃、生津润肠，还有预防宝宝便秘的作用。

7个月宝宝：可以吃些鱼泥、肉泥啦

♥ 7个月宝宝吃肉注意事项

婴儿从7个月起，在身体状况良好的情况下可开始添加肉类辅食，如少许鱼、虾肉，其肉质鲜嫩，易于消化吸收，DHA含量较高，对婴幼儿神经系统发育有良好的作用，同时能为宝宝生长提供所需的能量。应从单个品种开始，少量添加，要选择新鲜、无污染的鱼虾。烹调方法尽量简单，以清蒸为好，不添加任何调味品。可以将蒸熟的鱼、虾碾碎，剔除鱼刺，喂给婴儿吃，食用过后要注意观察，婴儿是否有过敏反应或其他不适。如果婴儿表现正常，可继续添加其他种类。如果婴儿拒绝食用，不要硬塞，这种急于求成的做法往往造成婴儿逆反和抵触情绪。

一些家长喜欢给宝宝喂各种汤，如鱼汤、肉汤等。煲汤时水温升高，动物性食物中所含的蛋白质遇热后发生蛋白质变性，就凝固在肉里，真正能融到汤中的蛋白质是很少的，所以宝宝喝汤的同时还要吃肉。煲汤不失为一种给宝宝做辅食的方法，但宝宝胃容量较小，如果大量喝汤就会影响其他食物的摄入。因此，要适量喝汤，保证每天摄入10～20克的肉类食物。

在肉类的选择上，牛肉性微温，各种体质的宝宝都可以吃。传统医学认为它能补脾胃、强筋骨，尤其适合体质较弱的宝宝食用，其里脊部位最嫩，适合短时间烹调。羊肉最好在冬季食用，但对于体质较弱的宝宝，夏天也可食用。猪肉性平，各种体质的宝宝都可以吃，相对更适合消瘦的宝宝，较胖的宝宝要适当控制，因为猪肉本身油脂含量较高。鸡肉性微温，同样适合各种体质的宝宝，传统医学认为它能补中益气，对身体较弱、食欲不好的宝宝更为适宜。

♥ 7个月宝宝要注意增强抵抗力

7个月以前，宝宝在胎儿期从母体中获得的免疫抗体还在起作用，加之很多孩子接受母乳喂养，还可以从母乳中获得丰富的免疫抗体，所以对一些病原体有足够的抵抗力，不容易得病。但是过了6个月，母乳开始减少，辅食开始增加，胎儿期获得的免疫抗体基本消耗殆尽，而此时他们的免疫功能还没有健全，这个时期就特别容易患呼吸道感染等疾病。因此宝宝从7个月开始，就要注意增强免疫力。日常生活中，父母要尽量少带宝宝去人多的地方。如果家里有人患上传染性疾病的话，最好能有一些防护措施。这个月龄的宝宝由于长牙，口水分泌量增加，不及时咽下便会引起呛咳或干呕，父母不必太紧张。如果是疾病引起的干呕，还会有其他的伴随症状。对于辅食的添加，要注意铁的补充，宝宝对铁的需要量增加，每天需要大约1毫克的铁，如果辅食添加不够，很容易出现贫血。

辅食不提倡加盐，对宝宝来说，盐会增加肾脏负担。辅食要尽量清淡，不要用大人的味觉来衡量宝宝的口味。另外酱油也不能吃，酱油里不但有盐，还可能有一些细菌，会对宝宝身体健康造成一定影响。

7个月宝宝的推荐食谱

☆菠菜胡萝卜碎米粥

材料：胡萝卜30克，菠菜20克，软米饭40克。

做法：

1.将洗净的胡萝卜切丁。菠菜洗净后焯水、切碎，备用。

2.锅中注水烧开，倒入软米饭，拌匀。盖上盖，用小火煮20分钟至米饭熟烂。

3.倒入切好的胡萝卜丁，搅拌均匀。再放入菠菜碎，搅拌均匀后煮沸。

4.将锅中煮好的粥盛出，装入碗中即可。

营养点评：

本品含有丰富的β-胡萝卜素，可以维护宝宝的视力和上皮细胞的健康，增加预防传染病的能力，促进宝宝生长发育。

☆鳕鱼粥

材料：鳕鱼肉80克，水发大米40克。

做法：

1.蒸锅上火烧开，放入处理好的鳕鱼肉，用中火蒸约10分钟至鱼肉熟，放凉后压成泥状，备用。

2.砂锅中注入适量清水烧开，倒入洗净的大米，搅拌均匀，盖上锅盖，烧开后用小火煮约30分钟至大米熟软，揭开锅盖，倒入鳕鱼肉，搅拌均匀。

3.关火后盛出鳕鱼粥，装入碗中即可。

营养点评：

鳕鱼中含有大量的蛋白质、维生素A、维生素D、钙、镁、硒等营养成分，可以促进宝宝的脑部发育。

☆蛋黄青豆糊

材料：鸡蛋1个，青豆50克，水淀粉适量。

做法：

1.鸡蛋打开，取蛋黄备用。

2.取榨汁机，把洗好的青豆倒入杯中，加入适量清水，榨取青豆汁，倒入汤锅，拌匀煮沸。倒入适量水淀粉勾芡。

3.放入准备好的蛋黄，用锅勺搅拌均匀，煮沸。

4.把煮好的蛋黄青豆糊盛出，装入碗中即可。

营养点评：

蛋黄富含脂溶性维生素、不饱和脂肪酸、磷、铁等，对人体生长都十分有益，可以促进宝宝脑部神经发育，有健脑益智的作用。

☆鸡肝土豆粥

材料：水发米碎40克，土豆40克，鸡肝30克。

做法：

1.将去皮洗净的土豆切片，再切成小块。将鸡肝洗净，也切成小块。

2.蒸锅上火烧沸，放入装有土豆块和鸡肝块的蒸盘，用中火蒸约15分钟至食材熟透。

3.关火后揭下盖子，取出蒸好的土豆，晾凉，压成泥；鸡肝也压成泥，待用。

4.汤锅中注入适量清水烧热，倒入米碎，搅拌几下；再用小火煮约4分钟，至米粒呈糊状，倒入土豆泥，搅拌均匀；再放入鸡肝泥，拌匀，搅散；续煮片刻至沸即成。

营养点评：

土豆含有大量淀粉以及蛋白质、B族维生素、维生素C等，能促进脾胃的消化功能，同时含有大量膳食纤维，能宽肠通便；鸡肝能够增强宝宝免疫力。

☆牛肉白菜海带米糊

材料：牛肉25克，小白菜30克，海带30克，大米25克。

做法：

1.小白菜、海带切成丁；牛肉切成肉末。

2.取榨汁机，放入大米，磨成米粉，放入小碗中待用。

3.汤锅中清水烧热，倒入米粉、海带丁、牛肉末，煮至牛肉断生；中火煮干水分，制成米糊；加入小白菜丁，续煮片刻至全部食材熟透；盛出放在碗中即可。

营养点评：

　　本品可以有效地缓解宝宝腹泻，牛肉补充身体所需营养的同时，可以调理胃肠，同时提高宝宝身体的免疫力。

8个月宝宝：不妨尝尝"烂"面条

♥ 8个月宝宝的辅食时间安排

宝宝8个月了，这个月龄的孩子已经开始学爬行，体能消耗较多，因此应适当增加碳水化合物、脂肪和蛋白质类食物。而此时妈妈的乳汁质量会有所下降，必须要添加辅食来补充能量。但是8个月的宝宝要怎样添加辅食，时间上如何安排呢？

对于8个月的宝宝，一天可以添加3次辅食。但是要注意辅食的多样化，宝宝每日的饮食应包括四大类，即鱼肉类、五谷类、蔬菜类及水果类。要尽量使宝宝从一日三餐的辅食中摄取所需营养的2/3，其余1/3从奶中补充。加喂辅食的时间一般可安排在上午10时、下午2时和下午6时。对于辅食形态，此阶段宝宝添加的辅食应该以柔嫩、半流质食物为好，如碎菜、鸡蛋黄、粥、面条、肉末等。关于植物性蛋白质的补充，大豆制品中植物性蛋白质的含量较高，其中以黄豆营养价值最高。它所含蛋白质的质与量比核桃、杏仁、松子等干果的含量要高。在食用豆腐之前，要先用开水煮沸。动物性蛋白质是构成人体的重要物质，是生长发育的物质基础，其中蛋白质含量较多的食物包括鲜奶、畜肉、禽肉、蛋类、鱼虾蟹类。摄入的蔬菜也要多样化，这样才能满足身体所需全部营养。水果是宝宝生活必不可少的食物，宝宝满8个月后，可以把苹果、梨、水蜜桃等水果切成薄片，让宝宝拿着吃；香蕉（去皮）可整个让宝宝拿着吃。

♥ 8个月宝宝可以吃颗粒状、羹状食物

宝宝8个月之后，消化系统逐步发育完全，各种神经反射也初步建立，因此在饮食上除了糊状或者粥状物之外，还可以适当增加一些颗粒状或者羹状食物，锻炼宝宝的咀嚼和吞咽能力；过晚添加这类辅食，会延误宝宝的牙齿和咀嚼能力的发育。

如果宝宝出现抗拒或者呕吐，家长不要着急，不能训斥或者打骂孩子，这样做会给孩子造成心理上的阴影，使孩子对吃饭产生恐惧，继而对吃饭产生抗拒或者厌恶的心理。要耐心给孩子示范，使宝宝对这个动作慢慢熟悉和熟练。

♥ 8个月宝宝要补充维生素D

维生素D缺乏会导致小儿佝偻病，症状包括骨头和关节疼痛、肌肉萎缩、失眠、紧张以及腹泻等。维生素D主要用于组成骨骼和维持骨骼的强壮，它被用来防治儿童的佝

偻病和成人的软骨病、关节痛等。

　　宝宝缺钙时，最先出现的症状是颅骨软、囟门大，压颅骨时有触乒乓球的感觉。严重缺钙时，可出现胸骨突起如鸡胸，下肢因长时间站立形成 O 型腿或 X 型腿。除骨骼的变化外，还可出现夜汗多、睡眠不安稳、乳牙萌出延迟、枕部形成枕秃等表现。而维生素 D 可促进钙的吸收和利用，因此这个时期的宝宝要及时补充维生素 D，以保证身体的正常发育。

　　维生素 D 主要存在于海鱼、动物肝脏、蛋黄和瘦肉中。另外脱脂牛奶、鱼肝油、坚果和添加维生素 D 的营养强化食品中同样含有丰富的维生素 D。维生素 D 的来源与其他营养素略有不同，除了食物来源之外，还可来源于自身的合成制造，多晒太阳，也可以补充适量的维生素 D。

♥ 8 个月宝宝要注意辅食种类的均衡

　　8 个月的宝宝消化功能增强，辅食种类也应不断增加，以保证宝宝摄入足够的营养。父母在给宝宝喂辅食的时候，要注意营养的均衡搭配，宝宝消化蛋白质的胃液已经可以充分发挥作用了，可适当多让宝宝吃一些含蛋白质的食物，如豆腐、蛋类、奶制品、鱼、瘦肉末等。但碳水化合物、维生素等营养成分也不能少。另外，这个月龄的宝宝体内分解脂肪能力增强了，可以给宝宝吃煮或炒的食物，但一定要保证鲜嫩，如炒茄子、炒鸡蛋等，煮的有肉类、鱼类、谷类等食物（肉要煮成肉糜，鱼要剔干净刺）。

　　米粥：给宝宝煮粥，最好用大米或者小米煮，粥要煮得软些、尽可能黏稠一些才好，但不要放碱。

　　面食：选择质地较软的面条，可以加切碎的各类蔬菜、肉末，也可试着加少许牛奶给宝宝吃。刚蒸好的馒头、新鲜面包等都可以给宝宝吃。

　　鱼类：要选择新鲜的鱼，最好是刺少、肉多的鱼，以清蒸的为好。另外，晒干的小沙丁鱼既柔软可口，味道也好，而且钙质丰富，又好消化，适于做断奶食品。也可以把鱼肉剁成肉泥，蒸成小鱼丸子，可以经常给宝宝吃。

8个月宝宝的推荐食谱

☆白菜肉末碎面条

材料：肉末30克，泡软的面条50克，白菜、胡萝卜、葱花、植物油各适量。

做法：

1.胡萝卜、白菜洗净后切成丁；泡软的面条切小段，分别装在盘中，待用。

2.用热油起锅，倒入肉末，翻炒至其变色；再下入胡萝卜丁、白菜丁，翻炒几下。

3.注入清水拌匀，大火煮片刻，待汤汁沸腾后下入面条段，中火煮至全部食材熟透；关火后盛出煮好的面条，装在碗中，撒上葱花即成。

营养点评：

本品绵软，易于消化，对于胃肠功能比较弱的宝宝来说，是首选之品。胡萝卜含丰富的β-胡萝卜素，能清肝明目，有助于保护宝宝的眼睛。

☆小白菜焖面糊

材料：小白菜50克，泡软的面条100克，鸡汤200毫升。

做法：

1.小白菜剁碎，装入小碟中备用；再把泡软的面条切成段，备用。

2.汤锅置于火上，倒入鸡汤，煮2分钟至汤汁沸腾，下入面条，煮1分钟至其七成熟；转小火，将小白菜碎倒入锅中。

3.转大火煮1分钟至食材熟透、入味，盛出即可。

营养点评：

炖煮后的白菜有助于消化，因此最适合胃肠功能不佳的宝宝食用。本款辅食能清热解毒，而且具有解渴利尿的作用，同时可提高身体的免疫力。

☆白菜鱼肉海苔粥

材料：鲈鱼肉60克，小白菜40克，海苔适量，大米35克。

做法：

1.小白菜洗净后剁成末；鲈鱼肉切段去鱼皮；海苔切碎备用；取搅拌机，将大米放入杯中，磨成米粉。

2.将鲈鱼肉放入烧开的蒸锅中，中火蒸8分钟至鱼肉熟透，取出用勺子压碎。

3.汤锅注入适量清水，倒入米粉，煮成米糊，加鱼肉、小白菜，煮沸至入味；放入海苔，快速搅拌均匀，装入碗中即可。

营养点评：

鲈鱼肉中含有较多的铜元素，可以维持神经系统的正常功能并使参与物质代谢的关键酶的功能得以发挥，多食鲈鱼有助于补充铜元素缺乏的人可食用鲈鱼来补充。此款辅食可健脾益气。

☆ **白菜鲈鱼嫩豆腐粥**

材料：鲈鱼60克，豆腐30克，大白菜30克，大米25克。

做法：

1.将豆腐切块；鲈鱼去鱼骨、鱼皮，留鱼肉待用；大白菜洗净后剁成末；取搅拌机，将大米放入杯中，磨成米粉，盛出备用。

2.将装有鱼肉的小碟放入烧开的蒸锅中，大火蒸5分钟至鱼肉熟透取出，剁成泥装碗，待用。

3.汤锅中注入清水、米粉、鱼肉泥，搅拌片刻，加入大白菜末，煮约2分钟至熟透；加豆腐块，煮至熟透；关火，把粥盛出，装入碗中即可。

营养点评：

鲈鱼肉富含蛋白质、维生素A、B族维生素、钙、镁、锌、硒等营养成分，可补益中气，与豆腐煮成粥，软硬适中，易于消化，且不会损伤宝宝脾胃。

☆ **南瓜泥**

材料：南瓜100克。

做法：

1.将洗净去皮的南瓜切成片，取出蒸碗，放入南瓜片，备用。

2.蒸锅上火烧开，放入蒸碗。盖上盖，烧开后用中火蒸15分钟至熟。

3.揭盖，取出蒸碗，放凉待用。取一个大碗，倒入蒸好的南瓜，压成泥。另取一个小碗，盛入做好的南瓜泥，即可食用。

营养点评：

南瓜含有丰富的维生素A、B族维生素、维生素C及必需的8种氨基酸和儿童必需的组氨酸，可促进胆汁分泌，使肠胃免受粗糙食品刺激，加强胃肠蠕动，帮助食物消化，有补中益气的作用。

9个月宝宝：开始吃半固体食物了

♥ 9个月宝宝可以三餐定时了

宝宝到了9个月，一般已长出3～4颗乳牙，同时具有一定的咀嚼能力，消化能力也相对增强，这时除了早晚各喂一次母乳外，白天可逐渐停止喂母乳，每天安排早、中、晚三餐辅食。

这个时候，宝宝已经逐渐进入断奶后期。饮食上，可适当添加一些相对较硬的食物，如碎菜叶、面条、软米饭、瘦肉末等，也可在稀饭中加入肉末、鱼肉、碎菜、土豆、胡萝卜、蛋类等，食量上可以较上个月有所增加。

此外，还可增加一些零食，如在早、午饭之间增加点饼干、馒头片、面包等固体食物，补充些水果类食物。在加工食物时，要把食物较粗的根、茎去掉，在添加辅食的过程中要注意蛋白质、淀粉、维生素、油脂等营养物质的平衡，蔬菜品种需多样。

♥ 9个月宝宝要补充维生素A

维生素A是构成视觉细胞中感受弱光的视紫红质的组成成分，与暗视觉有关，有助于维持正常视觉功能，维护上皮组织细胞的健康和促进免疫蛋白的合成，维持骨骼正常生长发育，同时促进生长。

缺乏维生素A可影响视紫红质的合成，或造成眼干燥症。除此之外，宝宝如果体内缺乏维生素A，会出现皮肤干燥、抵抗力下降的情况。另外，维生素A有助于巨噬细胞、T细胞和抗体的产生，增强婴幼儿抗御疾病的能力。其对促进婴幼儿骨骼生长同样意义重大，当婴幼儿体内缺乏维生素A时，骨组织将会发生变性，软骨内骨化过程将会放慢或停止，使孩子发育迟缓，牙齿发育缓慢、发育不良。

这个时期的宝宝要注意补充维生素A，富含维生素A的食物有水果类（梨、苹果、香蕉、桂圆、杏、荔枝、西瓜等）、蔬菜类（大白菜、西红柿、茄子、南瓜、黄瓜、青椒、菠菜、胡萝卜等），猪肉、鸡肉、鸡蛋中也富含维生素A。

♥ 如何确定9个月宝宝可以吃半固体食物

宝宝9个月了，部分宝宝已经开始长牙，并且添加的辅食也逐渐增多，那么怎么才能判断宝宝是否可以食用半固体的食物呢？

首先宝宝要对食物产生兴趣，看见食物后拍手或表示开心，这说明宝宝已经从心里接受食物，并对食物有所期待。其次宝宝添加辅食后，可以独立咀嚼食物，并且顺利咽下，不会出现呕吐等现象。最后家长要时刻观察宝宝，食用后有无任何不适的症状，观察大便性状是否正常，如果无任何异常现象出现，那么可以说明宝宝已经完全适应了半固体食物，家长们可以放心地逐步添加这一类辅食了。

❤ 9 个月宝宝辅食制作不宜太精细

对于这个月龄的宝宝，牙齿生长速度相对较快，给予的辅食可以不用和之前几个月那样精细了，可以开始吃面条、肉末、馒头等比较软的固体食物。除了不能吃花生、瓜子等比较硬的食物外，大人们平时吃的东西都可以让宝宝逐渐尝试着吃。

这个时期，宝宝已经长出几颗牙齿，并且胃肠功能健全。如果此时还是继续给宝宝喂过于精细的辅食，就会导致宝宝的咀嚼、吞咽功能得不到应有的训练，不利于牙齿萌出和正常排列。而且食物过于精细，一旦缺少对食物的咀嚼，既勾不起食欲，也不利于味觉发育。

❤ 忌用大人嚼过的食物喂养宝宝

现在年轻的父母都已经知道这种做法是不对的，但把食物嚼碎后喂给宝宝的现象仍时有发生，原因在于现在宝宝几乎都由老人或保姆带。有些老人或保姆认为把食物嚼碎后再喂给宝宝可以使食物易于消化，有利于宝宝健康成长；而宝宝的父母忙于工作，又忽略了此问题。

这种做法不对的原因是：大人口腔中的一些细菌会通过咀嚼的食物传染给宝宝。大人抵抗力强，能够不生病，而宝宝抵抗力弱，细菌进入体内就容易生病。

让宝宝自己咀嚼食物，可以刺激牙齿的生长，并反射性地引起胃内消化液的分泌，增进食欲；唾液也可因咀嚼而增加分泌量，况且，这个时期的宝宝完全可以自己完成咀嚼任务。

9个月宝宝的推荐食谱

☆土豆胡萝卜洋葱肉糊

材料：土豆50克，胡萝卜40克，猪瘦肉30克，洋葱20克，高汤200毫升。

做法：

1.土豆洗净后去皮切片；胡萝卜洗净后切片；猪瘦肉、洋葱切成碎末。

2.蒸锅上火烧沸，放入装有土豆片和胡萝卜片的蒸盘，中火蒸约15分钟至食材熟软。

3.取榨汁机，倒入土豆片和胡萝卜片，搅拌片刻至食材呈泥状，取出备用。

4.汤锅置于火上，倒入高汤烧热，放入洋葱末、猪瘦肉末，用大火煮至沸；加入蔬菜泥，转小火续煮至沸即成。

营养点评：

本品荤素结合，有和中养胃、健脾利湿的功效，可以使宝宝的胃肠慢慢适应食物的刺激；此外，胡萝卜富含维生素A，可保护视力，帮助宝宝提高免疫力。

☆核桃花生糊

材料：米碎40克，核桃仁、花生仁各15克。

做法：

1.取榨汁机，倒入米碎，再注入少许清水，搅拌片刻，制成米浆，备用。

2.把洗好的核桃花生仁、花生仁放入榨汁机中，注入少许清水，搅拌片刻，制成核桃花生浆，备用。

3.汤锅置于火上，倒入核桃花生浆加热。

4.再放入米浆，搅散，拌匀。

5.用小火续煮片刻至食材熟透。

6.待浆汁沸腾后关火，盛出煮好的核桃花生糊，放在小碗中即可。

营养点评：

核桃、花生中所含的微量元素锌和锰是脑垂体的重要组成成分，常食核桃、花生有益于大脑的营养补充，具有健脑益智的作用。

☆玉米面糊

材料：玉米粉40克，冰糖适量。

做法：

1.将玉米粉装入碗中，加入少许清水，调成糊状。

2.锅中注水烧开，倒入玉米糊，快速搅拌均匀。

3.用小火略煮，倒入适量冰糖，搅拌均匀。

4.转大火，续煮一会儿至熟。

5.关火后盛出煮好的玉米糊，装入碗中，待稍微放凉后即可食用。

营养点评：

玉米中含有亚油酸和维生素E，有益肺宁心、健脾开胃、健脑的功效；玉米中含有的维生素B_6、烟酸等成分，具有促进胃肠蠕动的作用，可预防宝宝便秘。

☆胡萝卜草鱼豆腐稀饭

材料：草鱼肉40克，胡萝卜30克，豆腐30克，洋葱20克，杏鲍菇20克，稀饭50克，海带汤250毫升。

做法：

1.蒸锅上火烧开，放入草鱼肉，盖上盖，用中火蒸约10分钟至熟，取出鱼肉，放凉待用。

2.洗净的胡萝卜切成丁；洗好的洋葱切碎；洗净的杏鲍菇切成丁；洗好的豆腐切成小方块；将放凉的草鱼肉去除鱼皮、鱼骨，把鱼肉剁碎，备用。

3.砂锅中注入适量清水烧热，倒入海带汤，煮沸；放入草鱼肉碎、杏鲍菇丁、胡萝卜丁，拌匀，放入豆腐块、洋葱碎、稀饭，拌匀、搅散，烧开后用小火煮约20分钟即可。

营养点评：

本品有增强营养、帮助消化、增进食欲的作用，对牙齿、骨骼的生长发育也颇为有益。这款辅食富含铁，有预防贫血的作用。

☆牛肉茄子稀饭

材料：茄子40克，牛肉、胡萝卜各30克，洋葱20克，软米饭50克，食用油适量。

做法：

1.胡萝卜、洋葱、茄子处理干净后切成丁；牛肉剁成肉末。

2.锅中加食用油烧热，倒入牛肉末、洋葱丁、胡萝卜丁、茄子丁，拌炒约1分钟至食材熟透。

3.汤锅中加清水烧开，倒入软米饭，转小火煮20分钟至其软烂，倒入炒好的其他食材，煮沸。

4.起锅，将煮好的稀饭盛入碗中即可。

营养点评：

本品有清热止血、散淤消肿的作用，对于夏季宝宝暑热出现的痱子，有很好的缓解作用；还用助于清热解暑。

☆小米南瓜糊

材料：南瓜60克，小米40克，蛋黄末少许。

做法：

1.将去皮洗净的南瓜切片，摆放在蒸盘中，待用。

2.蒸锅中加清水上火烧沸，放入蒸盘，用中火蒸约15分钟至南瓜变软。

3.揭开锅盖，取出蒸好的南瓜，晾凉，用刀背压扁，制成南瓜泥，待用。

4.汤锅中注入适量清水烧开，倒入洗净的小米，轻轻搅拌几下，煮沸后用小火煮至小米熟透。

5.倒入南瓜泥，搅散，拌匀，撒上备好的蛋黄末，搅拌均匀，续煮至沸腾即成。

营养点评：

小米粥营养丰富，有"代参汤"之称，由于小米不需精制，保存了许多维生素和矿物质。小米中的维生素B_1含量是大米的几倍，具有补益脾胃、预防消化不良、预防口角疮的作用。

10个月宝宝：能吃软米饭了

♥ 10 个月宝宝的辅食应以细碎为主

10 个月左右的宝宝处于婴儿期的后期，生长速度不如从前，每天需要的营养有 2/3 来自辅食，所以辅食一定要丰富。此时的宝宝可以吃鱼、肉、蛋等各种食物了，而且宝宝一般长出了 4 ~ 6 颗牙。虽然牙少，但宝宝已学会用牙床咀嚼食物，这个动作也可以促进宝宝牙齿的发育。

此时宝宝的授乳量明显减少，辅食质地以细碎为主，不必制成泥糊状了。这时的辅食应由细变粗，不应再一味地剁碎研磨。烂面条、肉末蔬菜粥就是不错的选择，同时可逐渐增加食物的量和体积，如此不仅能锻炼宝宝的咀嚼能力，还能帮助他们磨牙，促进牙齿发育。有些蔬菜只要切成薄片即可。妈妈制作辅食时，采用蒸、煮的方式比炒炸的方式能保留更多营养成分。

♥ 10 个月宝宝奶和辅食适宜比例为 4 ：6

10 个月宝宝的喂养已经可以开始由辅食变为主食，营养密度应该进一步增加，因为母乳已经无法满足宝宝所需的全部营养。因此奶和辅食的比例也逐渐变化为 4 ：6。

宝宝从 10 个月开始，妈妈们还要注意培养宝宝自己动手吃饭的能力，从小培养宝宝良好的饮食习惯。要控制宝宝的进餐时间，以 20 ~ 30 分钟为宜，在此期间要注意宝宝的营养平衡，更要做到均衡膳食。10 个月的宝宝处于生长高峰期，因此需要注意给宝宝补充丰富的营养。

这个时候的宝宝在饮食上已经有了一定的喜好，因此不要强迫宝宝吃不喜欢吃的食物，同时也要避免宝宝形成偏食的习惯。此时的宝宝已有了一定的消化能力，可以吃点烂饭之类的食物，辅食的量也应比上个月略有增加。

如果以往辅食一直以粥为主，而且宝宝能吃完一小碗，此时可加一顿米饭试试。开始时可在吃粥前喂宝宝 2 ~ 3 匙软米饭，让宝宝逐渐适应。如果宝宝爱吃，而且消化良好，可逐渐增加。

♥ 10 个月宝宝要补充维生素 B_1、维生素 B_2、维生素 B_6

维生素 B_1 的重要功能是调节体内糖代谢，同时也可促进胃肠蠕动，帮助消化，特别是碳水化合物的消化，增强食欲，同时还能预防疾病，提高宝宝身体的免疫力。如果给这个时期的宝宝经常提供加工过细的精制米为主食，不添加粗粮，或是因为浸泡过久而造成维生素 B1 损失的切碎蔬菜，会造成宝宝体内却反维生素 B_1。维生素 B_1 广泛存在于天然食物中，最为丰富的来源是葵花子仁、花生、大豆粉、猪瘦肉，其次为粗粮、全麦、燕麦等谷类食物，鱼类、蔬菜和水果中含量较少。

维生素 B_2 又称核黄素，是宝宝健康成长的必需维生素。维生素 B_2 缺乏在我国是一种比较常见的营养缺乏病。维生素 B_2 摄入不足，主要表现为唇干裂、口角炎、舌炎等。人体代谢后多余的维生素 B_2 可以随尿排出，并未见过量引起的病害。

维生素 B_6 是制造抗体和红细胞的必要物质，摄取高蛋白食物能够增加它的摄取量。维生素 B_6 是水溶性维生素，同样需要通过食物或营养补品来补充，且不易被保存在体内，在婴幼儿摄取后的 8 小时内会排出体外。它可帮助蛋白质的代谢和血红蛋白的形成，促进生成更多的红细胞来为身体运载氧气，从而减轻心脏负荷，有助于提高婴幼儿的免疫力。它还能维持婴幼儿体内各元素的平衡，以调节体液，并维持婴幼儿神经和肌肉骨骼系统的正常功能。富含维生素 B_6 的食物有土豆、大豆、豆浆、豆腐、香蕉、鸡蛋、牛奶、牛肉和猪肉等。

❤ 试试给宝宝吃带果皮的水果

水果中含有人体需要的维生素 C，适量吃水果对身体有益，尤其是果皮中维生素含量更为丰富，很多水果的精华部分都在其果皮中，例如苹果。但是在给宝宝食用前，家长要注意清洗干净，以免果皮上的细菌或者农药残留物损害宝宝的身体健康。

食用水果的时间也有讲究，忌饭后立即吃水果。饭后立即吃水果，不但不会帮助消化，反而会造成胀气和便秘。因此，给孩子吃水果宜在饭后 2 小时或饭前 1 小时。吃水果后要告诉宝宝及时漱口，有些水果含有多种发酵糖类物质，对宝宝牙齿有较强的腐蚀作用，食用后若不漱口，口腔中的水果残渣易造成龋齿。

10个月宝宝的推荐食谱

☆ 蔬菜鱼松粥

材料：鲈鱼肉50克，白菜、胡萝卜、水发大米各30克，植物油适量。

做法：

1.把白菜洗净切碎；鲈鱼肉、胡萝卜放入烧开的蒸锅，小火蒸15分钟至食材熟透，取出。

2.把鲈鱼肉剁碎；胡萝卜剁成泥状。

3.锅中清水烧开，倒入大米，小火煮30分钟至大米熟烂，盛出装入碗中；用热油起锅，倒入鲈鱼肉，加白菜碎、胡萝卜泥，搅匀，盛放在粥上即可食用。

营养点评：

鲈鱼可补肝肾、益脾胃，有化痰止咳的作用，对肝肾不足的宝宝有很好的补益作用。

☆ 鲷鱼蔬菜稀饭

材料：鲷鱼肉50克，白萝卜30克，白菜30克，稀饭50克，海带汤400毫升。

做法：

1.蒸锅上火烧开，放入洗好的鲷鱼肉，用中火蒸约15分钟至其熟透，取出鲷鱼，放凉待用。

2.洗净的白菜切碎；洗好的白萝卜切碎；将鲷鱼肉切碎，待用。

3.砂锅中注入适量清水烧开，倒入海带汤，煮沸；倒入鲷鱼碎、白萝卜碎、稀饭，放入白菜碎，拌匀、搅散，烧开后用小火焖煮约20分钟至食材熟透即可。

营养点评：

鲷鱼营养丰富，富含蛋白质、钙、钾、硒等营养成分，能为人体补充丰富蛋白质及矿物质，可以健脾益胃，尤其适于食欲缺乏、消化不良的宝宝食用。

☆ 牛奶香蕉糊

材料：香蕉1根，牛奶100毫升，白糖少许。

做法：

1.香蕉去皮，将果肉压碎，剁成泥状，装入碗中，待用。

2.汤锅中注入适量清水，倒入牛奶，加入适量白糖，用锅勺搅拌一会儿。

3.用小火煮1分30秒至白糖溶化。

4.倒入香蕉泥，用锅勺拌匀，煮至沸腾。

5.起锅，将做好的香蕉奶糊盛入碗中即可。

营养点评：

本品可以促进胃肠蠕动，促进新陈代谢，对于缓解宝宝夜间哭闹有一定的辅助作用。

☆菠菜豌豆鸡肉稀饭

材料：豌豆25克，鸡胸肉、菠菜、胡萝卜各30克，软米饭50克。

做法：

1.清水烧开，放入鸡胸肉、豌豆、菠菜，烫煮至熟，捞出。

2.菠菜、鸡胸肉剁成末，豌豆剁碎；胡萝卜洗净切丁。

3.汤锅中注入清水，大火烧开，倒入软米饭，烧开后转小火煮15分钟至软烂。

4.倒入胡萝卜丁，小火煮5分钟至胡萝卜熟透；倒入鸡胸肉末、豌豆末、菠菜末，拌煮约1分钟。

5.关火后把煮好的稀饭盛入碗中即可。

营养点评：

本品富含铁，铁是血红蛋白的重要组成部分，这款辅食可以提高宝宝的抗病能力和恢复能力，提高身体免疫力。另外，胡萝卜富含维生素A，能保护宝宝视力。

☆玉米浓汤

材料：鲜玉米粒80克，配方牛奶150毫升。

做法：

1.取榨汁机，倒入鲜玉米粒、清水，制成玉米汁，倒出待用。

2.汤锅上火烧热，倒入玉米汁，小火煮至汁液沸腾；倒入配方牛奶，搅拌匀，续煮片刻至沸。

3.关火后盛出煮好的浓汤，放在小碗中即成。

营养点评：

本品含有丰富的膳食纤维，具有促进胃肠蠕动、加速粪便排泄的作用。对于刚刚添加辅食的宝宝，可以缓解胃肠道的压力，以防宝宝发生便秘。

☆豆腐胡萝卜泥

材料：豆腐40克，胡萝卜30克，鸡蛋1个，水淀粉3毫升。

做法：

1.鸡蛋打散；胡萝卜洗净后切丁；豆腐切块。

2.将胡萝卜丁放入蒸锅中，中火蒸10分钟至其七成熟；再把豆腐放入蒸锅中，继续用中火蒸5分钟至胡萝卜和豆腐完全熟透，取出，分别压成泥。

3.汤锅中注入清水，放入胡萝卜泥、豆腐泥，煮沸，倒入蛋液、水淀粉，快速搅拌均匀，盛出装入碗中即可。

营养点评：

豆腐有补益清热的作用，经常食用，可补中益气、清热润燥、生津止渴、清洁胃肠。胡萝卜能为宝宝的眼部发育提供维生素A。

☆鸡肉南瓜泥

材料：鸡胸肉40克，南瓜80克。

做法：

1.南瓜洗净后切片；鸡胸肉剁成肉泥。

2.南瓜放入烧开的蒸锅中，中火蒸10分钟至熟，取出压烂。

3.汤锅中清水烧开，倒入南瓜泥、鸡肉泥，拌匀，用小火煮沸，盛出装碗即可。

营养点评：

南瓜含有丰富的钴，在各类蔬菜中含钴量居首位，钴能加速人体的新陈代谢，促进造血功能，并参与人体内维生素B_{12}的合成。此搭配还可补充人体所需氨基酸。

☆西红柿虾泥

材料：虾仁60克，西红柿50克。

做法：

1.虾仁去虾线，剁成虾泥，放入适量清水，拌匀；西红柿洗净捣碎。

2.将虾泥与西红柿碎放入烧开的蒸锅内，大火蒸5分钟。

3.把蒸熟的西红柿虾泥取出即可。

营养点评：

虾仁中含有丰富的优质蛋白质和钙质，且其肉质松软，易消化，还含有大量的镁元素，对于宝宝的心脏活动具有重要的调节作用。西红柿含丰富的β-胡萝卜素、维生素C与膳食纤维，还可以调味，增强宝宝的食欲。

11个月宝宝：可以咀嚼食物了

❤ 11 个月的宝宝要满足碘的需求

碘是人体生长发育不可缺少的一种微量元素，是人体内甲状腺激素的主要组成成分。甲状腺激素可以促进身体的生长发育，影响大脑皮质和交感神经的兴奋。因此，缺碘会影响宝宝大脑发育，继而出现智力和体格发育障碍。人类大脑的发育 90% 是在婴幼儿期完成。这个时期的碘和甲状腺激素，对脑细胞的发育和增生起着决定性的作用。此时，大脑神经细胞的生长大部分依靠甲状腺激素。为了制造出足够的甲状腺激素，甲状腺需要充足的碘，如果在婴幼儿时期（特别是 0~2 岁）发生任何程度的碘缺乏，就易导致呆小症，表现为智力低下、身材矮小，病情严重的连生活都不能自理，更不能上学，其寿命也很短。

父母们如果发现宝宝出生后哭声无力、声音嘶哑、腹胀、不愿吃奶或吃奶时吸吮无力、经常便秘、皮肤发凉、水肿以及皮肤长时间发黄不退等，或当宝宝醒来时手脚很少有动作或动作甚为缓慢，甚至过了几个月也不会抬头、翻身、爬坐等，这个时候则应高度重视宝宝是否患有甲状腺功能低下的可能，应该及早到医院检查确诊。

怎么才能给宝宝补充碘元素呢？首先，母乳喂养是补碘的良好途径。其次，海产品如海带、紫菜、海鱼等的含碘量较高，父母可以用不同的烹饪方式，每周都给宝宝安排吃 1 ~ 2 次海产品。同时为宝宝选购含碘的婴幼儿配方食品，以免宝宝体内碘量不足。

碘是否越高越好？一般情况下，宝宝补充碘的剂量，家长需要遵医嘱每日添加。碘摄入过高时，也会引起高碘甲状腺肿。高浓度的碘会引起碘中毒，表现为出现哭闹、烦躁、口渴、恶心、呕吐、腹泻、发热等症状，中毒严重的宝宝会出现面色苍白、呼吸急促、发绀、四肢震颤、意识模糊，甚至出现昏迷、休克等症状。

❤ 11 个月的宝宝饮食上火的症状表现与处理方法

宝宝在断奶后，增加辅食的这段时间里，很容易出现不适应，继而出现上火的症状。其主要症状表现为以下几种。

皮肤干燥： 由于宝宝肌肤稚嫩，若让宝宝长期待在湿度过低的环境中，皮肤很容易变干涩，发生皲裂，宝宝的毛发也会变得干枯或脱落。此时要多给宝宝食用水分含量较高的食物，如西瓜、黄瓜等，补充充足的水分。还可以在房间里摆放一个加湿器，或者放一盆清水、晾湿毛巾来增加空气湿度。

口舌生疮，口唇赤红： 宝宝上火后大都会出现口角糜烂、干裂、嘴唇起疱疹、口腔黏膜及舌溃疡等症状。这个时候要多给宝宝食用富含 B 族维生素的食物，如动物肝脏、豆制品、胡萝卜等。可以给宝宝口含无核话梅、藏青果等。另外不能让宝宝养成舔嘴唇的习惯，若宝宝唇部出现脱皮开裂，不要撕拉，可涂上宝宝专用润唇膏，或用维生素 B_2 碾碎涂敷。

眼屎增多： 宝宝眼内分泌物增多，早晨起床时可见眼角有眼屎，过多时会粘住眼睑。此时可适当增加西瓜、梨、葡萄柚、柚子等寒凉性水果及苹果、葡萄、草莓等水果的摄入，减少桂圆、荔枝等热性水果的摄入。

腹泻： 宝宝的消化系统较弱，一旦上火就易发生腹部胀满不适、腹痛、腹泻、肛门发红等症状。这时要注意补充水分。

大便干结、小便黄： 有的宝宝上火后会引起便秘，排便时因肛门受干结粪便刺激出现疼痛而哭闹。此时父母要多给宝宝喝水，多吃蔬菜、粗粮等含有大量膳食纤维的食物。

11个月宝宝的推荐食谱

☆ 菠菜豆腐稀饭

材料：菠菜60克，豆腐40克，软米饭50克。

做法：

1.汤锅中注入清水，大火烧开，放入豆腐，焯煮片刻；将菠菜放入沸水锅中，烫煮至断生，捞出，沥干水分备用。将菠菜、豆腐切碎，剁成末。

2.汤锅中注水烧开，倒入软米饭，小火煮20分钟至软烂；倒入菠菜，调成小火；放入豆腐末，拌煮30秒钟。

3.关火，盛出煮好的稀饭装入碗中即可。

营养点评：

豆腐含有丰富的植物蛋白、多种氨基酸，且易于被人体吸收。菠菜焯烫后去除了草酸，与豆腐搭配不会影响钙的吸收。

☆蔬菜稀饭

材料：金针菇40克，胡萝卜30克，香菇15克，绿豆芽25克，软米饭50克。

做法：

1.绿豆芽切碎；金针菇去根，切成小段；香菇、胡萝卜洗净切成丁。

2.锅中倒入清水，放入切好的蔬菜，大火煮沸，调小火，倒入软米饭，煮20分钟至食材软烂。

3.继续搅拌均匀，起锅盛出，装入碗中即可。

营养点评：

金针菇中氨基酸含量非常高，被称为"益智菇"，对于宝宝的智力发育和增强记忆力方面都大有裨益。香菇可提高宝宝免疫力，胡萝卜对维护宝宝视力、滋润皮肤均有益。

☆菜汤鲜虾软米饭

材料：虾仁35克，菠菜50克，秀珍菇30克，胡萝卜30克，软米饭50克。

做法：

1.菠菜洗净后焯水，切碎备用。秀珍菇、胡萝卜、虾仁处理干净后切成丁。

2.汤锅中放入清水烧开，倒入软米饭、胡萝卜丁、秀珍菇丁，小火煮20分钟至食材软烂，倒入虾仁丁，拌匀。

3.放入菠菜碎，拌匀煮沸，起锅盛出，装入碗中即可。

营养点评：

本品含有丰富的蛋白质、维生素A、B族维生素及钾、碘、镁、铁、磷等矿物质，可以补充宝宝生长所需的各种营养成分。

☆菠菜鸡蛋鲜虾炒饭

材料：虾仁30克，鸡蛋1个，菠菜40克，软米饭50克，水淀粉2毫升，植物油适量。

做法：

1.鸡蛋打散，调匀；锅中注水烧开，放入菠菜，煮半分钟，捞出切段。

2.虾仁去虾线，切成丁，装入碗中，放入水淀粉，拌匀后静置10分钟。

3.取榨汁机，倒入菠菜及蛋液，榨成菠菜蛋汁。

4.取一个大碗，倒入软米饭、调好味的菠菜蛋汁，拌匀；用热油起锅，倒入虾肉，翻炒至转色；倒入拌好的软米饭，炒出香味，将锅中炒饭盛出，装入碗中即可。

营养点评：

虾中所含的蛋白质是奶的几倍到十几倍，还含有丰富的钾、碘、镁、维生素等成分，有助于幼儿增强记忆力。鸡蛋中含丰富的蛋白质与卵磷脂，对宝宝的大脑发育有帮助。加上菠菜，颜色艳丽，可增进宝宝食欲。

☆菠菜鸡蛋小银鱼面

材料：菠菜40克，鸡蛋1个，面条50克，水发银鱼干20克，食用油适量。

做法：

1.鸡蛋搅散，调匀，制成蛋液；菠菜洗净后焯水，切成段；面条折成小段。

2.锅中注水烧开，放入食用油、水发银鱼干、面条，中小火煮约4分钟，至面条熟软。

3.倒入菠菜段，煮至面汤沸腾，倒入蛋液，边倒边搅拌，使蛋液散开，续煮至浮现蛋花。

4.关火后盛出煮好的面条，放在碗中即成。

营养点评：

银鱼是高钙质、高蛋白、低脂肪的鱼类，且没有大鱼刺，可增强免疫力，非常适合宝宝食用。

☆西红柿鱼泥豆腐

材料：豆腐60克，西红柿50克，草鱼肉40克，番茄酱5克，白糖4克，姜末、蒜末、葱花各适量。

做法：

1.豆腐剁成泥状；草鱼肉切成丁；西红柿去蒂。

2.蒸锅加水烧开，放入鱼肉丁、西红柿，用中火蒸10分钟至熟；将鱼肉丁倒在砧板上，用刀压烂，剁成泥；将西红柿去皮，剁碎。

3.用热油起锅，下入姜末、蒜末，爆香，倒入鱼肉泥，拌炒片刻，再倒入豆腐泥，拌炒均匀，加入番茄酱、清水、西红柿碎，翻炒均匀，放入白糖，炒匀盛出，装入碗中，撒上葱花即可。

营养点评：

本品富含蛋白质、脂肪、多种维生素以及锌、硒等成分，能够增强体质、补中调胃、利水消肿，对幼儿的骨骼生长有辅助作用，尤其适合发育不良的宝宝食用。

☆肉末油菜汤

材料：油菜70克，猪肉末30克，水淀粉适量。

做法：

1.汤锅中注水烧开，放入油菜，煮约半分钟至断生，捞出剁碎。

2.用热油起锅，倒入猪肉末，炒至转色，倒入清水、油菜碎、水淀粉，拌匀煮沸。

3.将煮好的汤料盛出，装入碗中即成。

营养点评：

猪肉中含有丰富的蛋白质、脂肪、钙、铁、磷等成分，是人体日常生活的重要食品，也是幼儿必不可少的营养来源之一。油菜富含维生素、矿物质、膳食纤维，清热解毒，利于通便。

☆南瓜胡萝卜洋葱牛肉汤

材料：南瓜50克，胡萝卜30克，洋葱20克，牛肉40克，牛奶100毫升，高汤300毫升，黄油少许。

做法：

1.洋葱剥皮后切成丁；胡萝卜洗净后切成丁；南瓜洗净后切成小丁；牛肉去除肉筋，切成丁，备用。

2.煎锅置于火上，倒入黄油，拌匀至其溶化，倒入牛肉丁，炒匀至其变色，放入洋葱丁、南瓜丁、胡萝卜丁、牛奶、高汤，搅拌均匀，用中火煮约10分钟至食材入味。

3.关火后盛出煮好的汤即可。

营养点评：

牛肉含有蛋白质、牛磺酸、钙、铁、磷等营养成分，具有补中益气、滋养脾胃、强筋壮骨的作用，对增强宝宝免疫力、促进宝宝骨骼生长、预防贫血均有益。

☆菜花骨头汤

材料：菜花70克，骨头汤250毫升。

做法：

1.菜花用水冲洗干净，用手掰成小朵。

2.锅中注入适量清水烧开，倒入菜花，搅拌均匀，用中火煮约5分钟至其断生，捞出沥干水分，放凉待用；将菜花切碎，备用。

3.锅中注入少许清水烧开，倒入骨头汤，煮至沸腾，放入菜花，搅拌均匀，烧开后用小火煮约15分钟至其入味，搅拌片刻。

4.关火后盛出煮好的汤，装入碗中即可。

营养点评：

菜花含有蛋白质、碳水化合物、膳食纤维、维生素A等营养成分，具有清热解毒、增强免疫力的作用；骨头汤能强筋健骨、补充蛋白质、健脑益智。

☆菠菜肉丸汤

材料：菠菜70克，猪肉馅30克，淀粉12克，姜末、葱花、食用油各适量。

做法：

1.菠菜洗净，焯水后切段；猪肉馅装入碗中，倒入姜末、葱花、淀粉，加入适量清水拌匀，至其具有黏性。

2.锅中清水烧开，将猪肉馅挤成丸子，放入锅中，大火略煮，撇去浮沫。

3.加入食用油、菠菜，拌匀，煮至断生，关火后盛出即可。

营养点评：

猪肉中含有多种氨基酸和矿物质，且易于消化，吸收率高；还含有丰富的维生素B_6，幼儿经常食用，可以增强免疫力，促进蛋白质的新陈代谢与合成。菠菜富含维生素、矿物质，对宝宝发育有帮助。

12个月宝宝：能吃蒸全蛋了

❤ 12个月宝宝要开始断奶的四点重要事项

断奶对婴儿来说是一个非常重要的时期，是宝宝生活中的一大转折。断奶不仅仅是食物品种、喂养方式的改变，更重要的是断奶对宝宝的心理发育有重要影响。婴儿在吸吮乳汁的同时与母亲进行感情交流，获得母爱，这些对于宝宝的身心发育具有重要影响。如果断奶方法不当，不但婴儿心理上难以适应，还会给婴儿的身体健康带来负面影响。在奶头上涂辣椒、紫药水或黄连水的断奶方法是不可取的，会给婴儿心理上带来极大伤害。

首先在心理上，父母要把断奶看成是自然过程，当婴儿对母乳以外的食物味道感兴趣时，应用适当的语言诱导和强化，使婴儿受到鼓励和表扬，感到愉快。同时父母应有意识地多与婴儿接触，跟他一起做游戏，使宝宝感到身边的人都爱他，有安全感。

其次，断奶应先从减少白天喂母乳次数开始，逐渐过渡到夜间，可用牛乳或配方奶逐渐取代母乳。这期间，婴儿从蹒跚学步到自由行走、玩耍，婴儿的活动范围逐渐扩大，兴趣逐渐增加，与母亲的接触时间逐渐减少，有利于断奶。

再次，如果决定断奶，就不要让婴儿再次看到或触摸母亲的乳头，母亲在断奶期间不应回避，应多和宝宝接触，转移宝宝的注意力，尤其是在宝宝哭闹时，一定要耐心安抚宝宝，千万不能训斥宝宝。在断奶期间，不应母婴分离，这样会给宝宝带来心理上的痛苦。

最后，要减少断奶后对妈妈的依赖，爸爸的作用不容忽视。在宝宝断奶前，要有意识地减少妈妈与宝宝相处的时间，增加爸爸照料宝宝的时间，给宝宝一个心理上的适应过程。刚断奶的一段时间里，宝宝会对妈妈更加依赖，这时爸爸可以多陪宝宝。刚开始宝宝可能会不满，时间久了就会适应。让宝宝明白爸爸也可以照顾他，而妈妈也一定会回来。这样可以让宝宝增加对爸爸的信任，减少对妈妈的依赖。部分家长在宝宝断奶后，因为心理上的内疚，容易对宝宝纵容，满足宝宝的任何要求，但要知道，越纵容，宝宝的脾气越大。在断奶前后，妈妈可以适当多抱一抱宝宝，但是对于宝宝的无理要求，却不能轻易迁就，不能因为断奶而养成宝宝的坏习惯。

♥ 12 个月宝宝补硒很重要

硒是人体免疫调节的营养物质，同时有助于改善心肌代谢，保护心脏功能。若宝宝缺乏硒，轻者易生病、厌食；重者抵抗力差、免疫力低下，影响宝宝发育。硒对于视觉器官的功能极为重要，支配眼球活动的肌肉收缩，以及瞳孔的扩大和缩小，都需要硒的参与。硒能增强宝宝的智力和记忆力，促进大脑发育。

硒存在于很多食物中，含量较高的有鱼类、虾类等水产品，其次为动物的心、肾、肝；蔬菜中硒含量较高的为大蒜、蘑菇、芦笋，其次为豌豆、大白菜、南瓜、萝卜、西红柿等。一般而言，动物性食物中的硒含量要高于植物性食物，尤其以海产品、动物内脏较多，是补硒很好的食材；但是，人对植物中有机硒的利用率较高，可以达到70% ~ 90%，而对动物制品中硒的利用率较低，只有 50% 左右。所以建议多吃蔬菜，如菜花、西蓝花、大蒜、洋葱、百合等，含硒量较多，平时可以多给宝宝做一些以这类食物为主的辅食。

现在人们一般提出补硒，指的都是有机硒。有机硒的最大特点是利于人体吸收利用，安全无副作用。天然有机硒常以菌、藻、蛋白质等作为载体，也就是说在摄入有机硒的同时，还摄入载体的其他有效营养成分，如蛋白质、氨基酸、多糖等，这些营养成分与硒协同作用，有明显的保健作用。

♥ 预防宝宝过敏，家长需要做什么

宝宝在这个时期，身体各个器官都较敏感，对于外界的变化，易出现过激的反应，即出现过敏。引起宝宝过敏的原因很多，家中常使用的消毒水、空气清新剂会增加宝宝过敏性疾病的发生。在春季气候变化较明显，过敏、感冒、咽喉痛、流鼻涕、手足口病、肠炎等病症时有发生，各种花粉形成的漂浮物、空气中的粉尘都是潜在的过敏源。

对于易过敏的宝宝，要鼓励母亲延长母乳喂养的时间；在宝宝过敏期间，母亲尽量少食或不食易致过敏的食物。采取混合喂养或人工喂养的宝宝可选择低敏配方奶粉，降低致敏性，尤其过敏体质的父母所生的宝宝，出生以后可选择这种奶粉。另外床单、毛巾应勤洗勤换，这些家纺中的螨虫也是导致宝宝过敏的主要原因之一。

12个月宝宝的推荐食谱

☆牛奶蒸蛋

材料：鸡蛋1个，牛奶200毫升。

做法：

1.将鸡蛋打入大碗中，打散，搅匀，再倒入牛奶，搅拌匀，制成蛋液待用；取一个干净的小碗，倒入蛋液，静置片刻。

2.蒸锅上火烧开，放入装有蛋液的小碗，用大火蒸约8分钟至食材熟透。

3.关火后揭下盖子，取出蒸好的蛋液，放凉后即可喂宝宝食用。

营养点评：

鸡蛋营养丰富，食用价值很高，它含有丰富的维生素A和维生素D，还含有较丰富的铁、磷、硫和钙等矿物质，对促进幼儿的大脑发育、提高智力都很有帮助。

☆多彩蒸蛋

材料：鸡蛋1个，玉米粒、胡萝卜各30克，香菇15克，豌豆20克，食用油适量。

做法：

1.香菇洗净后切丁；胡萝卜洗净后切丁；锅中注水烧开，加入食用油、胡萝卜丁、香菇丁，煮约半分钟，放入玉米粒、豌豆，煮约1分钟至食材断生，捞出，拌匀待用。

2.大碗中打入鸡蛋，边搅拌边倒入清水至蛋液混合均匀，倒入蒸盘，待用。

3.蒸锅上火烧开，放入蒸盘，用中火蒸约5分钟，将拌好的材料放在蛋液上，摊开铺匀，用中火再蒸约3分钟至食材熟透，取出蒸盘即可食用。

营养点评：

本品含有蛋白质、碳水化合物、β-胡萝卜素、叶黄素、维生素E、钙、磷、铁、硒、镁等营养成分，具有开胃、益智、宁心等作用。

☆胡萝卜洋葱虾仁稀饭

材料：虾仁、胡萝卜各30克，洋葱、秀珍菇各20克，稀饭50克，高汤200毫升，食用油适量。

做法：

1.锅中注入适量清水烧开，倒入虾仁，煮至虾身弯曲，捞出待用；洋葱剥皮后切成小丁；虾仁切碎；胡萝卜洗净后切成丁；秀珍菇洗净后切细丝，备用。

2.砂锅置于火上，淋入食用油，倒入洋葱丁，炒香；放入胡萝卜丁、虾仁碎、秀珍菇丝，炒匀；倒入高汤、稀饭，拌匀，烧开后用小火煮约20分钟至食材熟透，搅拌均匀，煮至稀饭浓稠。

3.关火后盛出煮好的稀饭，装入碗中即可。

营养点评：

本品易消化，含有蛋白质、钙、磷、钾、钠、镁等营养成分，具有补充钙质、益气补血等作用，非常适合宝宝食用。

☆鸡肉布丁饭

材料：鸡胸肉30克，胡萝卜30克，鸡蛋1个，芹菜20克，牛奶80毫升，软米饭50克。

做法：

1.鸡蛋打散；胡萝卜、芹菜、鸡胸肉处理干净后切成丁。

2.将软米饭倒入碗中，放入牛奶、蛋液、鸡肉丁、胡萝卜丁、芹菜丁，搅拌均匀。

3.将拌好的食材装入碗中，放入蒸锅中，中火蒸10分钟至熟，取出即可食用。

营养点评：

芹菜中含有维生素、蛋白质、脂肪和膳食纤维等成分，具有清热利湿、平肝健胃、镇静安神的作用。幼儿适量食用芹菜，可促进胃液分泌，增加食欲。

☆牛奶面包糊

材料：面包50克，牛奶100毫升。

做法：

1.面包切成丁，备用。

2.砂锅中清水烧开，倒入牛奶，煮沸后倒入面包丁，搅拌匀，煮至变软。

3.关火后盛出煮好的面包糊即可。

营养点评：

牛奶中含有丰富的钙质，另外牛奶所含的乳糖使钙易于被吸收，并且有镇静安神的功效，可促进大脑发育，是宝宝增高助长的一款佳品。

☆莲藕丸子

材料：莲藕70克，淀粉、白醋各适量。

做法:

1.莲藕切成丁,放入碗中,注入清水,淋入白醋,静置10分钟。

2.取榨汁机,倒入藕丁,搅拌至其成细粉,将搅拌好的莲藕粉倒出,装入碗中,待用。

3.加入淀粉,搅拌至藕粉起浆,揉搓成大小一致的丸子,装入蒸盘,待用;蒸锅上火烧开,放入蒸盘,中火蒸8分钟至熟,取出蒸盘,待稍微放凉后即可食用。

营养点评:

莲藕中的鞣酸具有消炎和收敛的作用,可改善胃肠疲劳状态。莲藕还含有黏蛋白,能促进蛋白质和脂肪的消化,因此可以减轻胃肠负担,改善胃肠功能。

☆小白菜豆腐汤

材料:小白菜60克,豆腐50克,葱花、芝麻油各适量。

做法:

1.小白菜洗净后切段;豆腐切块,备用。

2.锅中注水烧开,加入食用油、豆腐块、小白菜段、芝麻油,拌匀,煮约3分钟至食材熟烂。

3.关火,将汤盛出,装入碗中,撒上葱花即成。

营养点评:

小白菜中含有丰富的维生素C、维生素E,具有通利胃肠、清热解毒、止咳化痰的作用,其富含的膳食纤维,能有效促进宝宝的胃肠蠕动,常食可健脾开胃。

☆豆腐蒸鹌鹑蛋

材料:豆腐60克,熟鹌鹑蛋40克,肉汤100毫升,水淀粉适量。

做法:

1.豆腐切方块;熟鹌鹑蛋去皮,对半切开;将豆腐块装入蒸盘,挖小孔,放入鹌鹑蛋备用。

2.蒸锅上火烧开,放入蒸盘,中火蒸约5分钟至熟。取出蒸盘,待用。

3.用热油起锅,倒入适量肉汤、水淀粉,搅匀,制成味汁,关火后盛出味汁,浇在豆腐上即可。

营养点评:

鹌鹑蛋中富含的卵磷脂,是脑部发育必需的营养物质,具有健脑的作用,同时还能预防因吃鱼虾导致的皮肤过敏。豆腐富含的蛋白质、钙质,是宝宝生长必需的成分。

☆圆白菜紫甘蓝汁

材料：圆白菜60克，紫甘蓝40克。

做法：

1.圆白菜、紫甘蓝洗净后切成小块，备用。

2.取榨汁机，将圆白菜块、紫甘蓝块放入搅拌杯中，倒入适量纯净水。

3.选择"榨汁"功能，榨取蔬菜汁，将榨好的蔬菜汁倒入杯中即可。

营养点评：

圆白菜有养胃的作用，紫甘蓝中含有丰富的维生素C、维生素E和B族维生素以及丰富的花青素和膳食纤维等，可以有效提高人体免疫力。

1~2岁宝宝：试着像大人一样吃饭

♥ 1~2岁宝宝营养摄入要均衡

1~2岁的宝宝，牙齿陆续长出，摄入的食物逐渐从奶类为主转向以混合食物为主，而此时宝宝的消化系统尚未成熟，还不能完全吃成人的食物，要根据宝宝的生理特点和营养需求，为宝宝制作可口的食物，保证宝宝获得均衡营养。但是宝宝的胃容量有限，宜少食多餐。

1岁半前在下午和夜间给宝宝三餐以外加两次零食；1岁半后减为三餐一点。但点心要适量，时间不能距正餐太近，以免影响正餐食欲。要多吃水果、蔬菜，摄入动植物蛋白，适当补充牛奶，粗粮细粮都要吃，可避免维生素 B_1 缺乏症。

♥ 1~2岁宝宝要小心断奶综合征

宝宝在1岁时需开始断奶，断奶意味着乳汁将从宝宝的主食变为辅食甚至零食，宝宝的失落感可想而知，这些从生理到心理的变化使不少宝宝患上了不同程度的断奶综合征，严重影响宝宝的生长发育。

新手父母要先了解宝宝的断奶综合征的症状和起因，才能慎重地把握宝宝断奶的时机，在断奶前做充分的准备，在断奶后进行科学的喂养，要注意补充足够的蛋白质。

断奶时要比平时更多地关注宝宝，跟他说话，做游戏，尽可能陪在他身边。宝宝心理上有了安全感，才会逐渐增加食欲。

♥ 1~2岁宝宝要注意培养良好的饮食习惯

宝宝开始学吃饭时每日进餐时间要规律，不要让孩子吃垃圾食品。宝宝进餐时可坐在专用椅子上，远离电视和玩具等外界环境的干扰。要鼓励宝宝自己吃饭，不要害怕吃饭弄脏衣物。鼓励宝宝自己吃饭，可以锻炼宝宝身体的协调能力，还可以增进宝宝进餐的兴趣。

正确对待宝宝最初出现的偏食表现，态度既不可生硬，也不可娇纵宝宝的不良饮食习惯。妈妈要以身作则，不要在宝宝面前表现对食物的喜或恶，不要对食物妄加评论。

❤ 1～2岁宝宝要注意适当补铜，促进智力发展

铜是人体健康不可缺少的微量元素，对人体血液、中枢神经、免疫系统、头发、皮肤、骨骼组织以及脑和肝、心脏等内脏的发育和功能有重要影响。

婴幼儿容易引起缺铜性贫血，新生儿最初几个月不会发生缺铜的现象，体内代谢所需的铜基本上是胎儿期肝脏中贮藏的铜，随着婴儿的成长，母乳中含铜量较少。因此，给婴儿补充铁质时，也要适当补充铜。铜的一般来源有香蕉、菜豆、牛肉、面包、干果、蛋、鱼、羊肉、花生酱、猪肉、白萝卜等。

1～2岁宝宝的食谱推荐

☆ 多彩蔬菜粥

材料：大米、油菜各30克，青豆、洋葱各20克，胡萝卜25克，盐适量。

做法：

1.胡萝卜、洋葱、油菜处理干净后切丁，装入盘中，待用；青豆漂洗干净。

2.锅中注入清水，倒入大米，烧开后用小火煮20分钟至大米熟软，倒入青豆、胡萝卜丁，小火煮15分钟至食材熟烂。

3.揭盖，放入洋葱丁、油菜丁、适量盐，拌匀调味，小火煮3分钟至食材熟烂，盛出装碗即可。

营养点评：

青豆中含有蛋白质、B族维生素、维生素C、钙、磷等营养物质，幼儿食用青豆，有利于补充身体营养，对增强体质极为有益。粥里的各种蔬菜可以补充维生素、矿物质，有利于宝宝身体健康。

☆ 菜蛋鲜虾粥

材料：菠菜40克，虾仁、大米各30克，鸡蛋1个，盐1克，水淀粉2毫升，葱花、胡椒粉各适量。

做法：

1.菠菜洗净后焯水，切成丁；虾仁去虾线后切成丁，装入碟中，放入盐、水淀粉，腌渍10分钟。

2.鸡蛋打入碗中，打散调匀；锅中注水烧开，倒入大米，烧开后用小火煮30分钟至大米熟软。

3.倒入虾仁丁、菠菜丁，煮至熟软，加入胡椒粉，倒入蛋液，搅拌匀，煮至沸。

4.关火盛出，装入碗中，将葱花撒在粥上即可。

营养点评：

虾仁中富含钾、磷、镁、维生素A等成分，具有开胃、补肾、增强免疫力的作用，对宝宝有补益的作用。搭配富含蛋白质与卵磷脂的鸡蛋，富含铁、维生素的菠菜，可增强宝宝免疫力。

☆蔬菜鸡肉稀饭

材料：菠菜30克，鸡胸肉40克，口蘑30克，奶油15克，米饭50克，鸡汤200毫升。

做法：

1.口蘑洗净后切成小丁块；菠菜洗净，焯烫后切成丁；鸡胸肉切成丁，备用。

2.砂锅置于火上，倒入奶油，翻炒至融化；倒入鸡肉丁，炒匀；放入口蘑丁，炒匀；加入鸡汤，搅拌匀；倒入米饭，搅拌匀；烧开后用小火煮约20分钟，放入菠菜丁，煮约3分钟至食材熟透。

3.关火后盛出煮好的稀饭即可。

营养点评：

本品营养丰富，具有保护视力、增强免疫力、增强体质、润肠通便等作用。幼儿常食，可增强记忆力，促进智力的发育，有利于生长发育。

☆胡萝卜鸡肉丝炒软米饭

材料：胡萝卜、鸡胸肉各40克，软米饭50克，葱花少许，盐1克，水淀粉、生抽各2毫升，食用油适量。

做法：

1.胡萝卜洗净后切丝，鸡胸肉切成丝，装入碗中，放入盐、水淀粉、食用油，腌渍10分钟。

2.用热油起锅，倒入胡萝卜丝、鸡肉丝，翻炒至转色，加入清水、生抽，搅匀调味。

3.倒入软米饭，快速翻炒松散，使米饭入味，放入葱花，拌炒匀，关火盛入碗中即可。

营养点评：

胡萝卜含丰富的 β -胡萝卜素，利于保护宝宝视力；鸡肉中富含蛋白质和钙，可以强壮身体、增强宝宝的免疫力。

☆小白菜排骨汤面

材料：排骨70克，面条50克，小白菜30克，香菜5克，料酒4毫升，白醋3毫升，盐适量。

做法：

1.香菜洗净后切碎；小白菜洗净后切段；面条折成段。

2.锅中注入水，倒入排骨、料酒，大火烧开，加入白醋，转小火煮30分钟，捞出。

3.面条放入汤中，小火煮5分钟至面条熟透，加入盐、小白菜，搅拌均匀，再用大火煮沸，将煮好的面条盛入碗中，再放入香菜即可。

营养点评：

猪排骨除含蛋白质、脂肪、维生素外，还含有大量磷酸钙、骨胶原等，可为幼儿提供充足的钙质。小白菜含多种维生素、矿物质，与排骨搭配，营养丰富，可提高免疫力。

☆洋葱鱼肉蒸糕

材料：草鱼肉100克，洋葱30克，蛋清少许，盐1.5克，淀粉6克，黑芝麻油适量。

做法：

1.洋葱剥皮后切成丁；草鱼肉切成丁。

2.取榨汁机，倒入鱼肉丁、洋葱丁、蛋清、盐，选择"搅拌"功能，搅成鱼肉泥。

3.鱼肉泥取出，装入碗中，搅拌鱼肉泥，搅至起浆，放入淀粉、黑芝麻油，搅匀。

4.盘子中倒入黑芝麻油，抹匀；将鱼肉泥装入盘中，抹平，再加入黑芝麻油，抹匀，制成饼坯；把饼坯放入烧开的蒸锅中，用大火蒸7分钟，取出切成小块即可。

营养点评：

草鱼含蛋白质、铁、B族维生素等营养成分，有补中益气、强壮筋骨的作用，草鱼还可以促进幼儿大脑发育、保护视力。

☆蒸土豆肉丸子

材料：土豆80克，肉末50克，蛋液少许，盐2克，白糖3克，淀粉适量，芝麻油少许。

做法：

1.土豆洗净后，去皮，切片，放入蒸锅中，中火蒸约10分钟至土豆熟软，取出压成泥待用。

2.取一个大碗，倒入肉末、盐、白糖、蛋液、土豆泥、淀粉，拌匀至具有高效性，制成土豆肉末泥。

3.取一个蒸盘，抹上芝麻油，把土豆肉末泥做成数个丸子，放入蒸盘；蒸锅上火烧开，放入蒸盘，用中火蒸15分钟至食材熟透；取出蒸盘，待稍微放凉后即可食用。

营养点评：

土豆含有淀粉、蛋白质、维生素、矿物质、膳食纤维等多种成分，有润肠通便的作用。猪肉中的蛋白质含量较高，还含有维生素B_1、维生素B_2及磷、铁等营养物质，同时还含有丰富的蛋白质，能够预防宝宝贫血。

2~3岁宝宝：多吃健脑益智的食物

♥ 2 ~ 3 岁宝宝适宜多吃健脑益智的食物

当孩子3岁左右时，脑发育已经达到高峰。宝宝的身高、体重仍不断增加，但脑重量的增加却很缓慢了。宝宝0 ~ 2岁时脑重量快速增长，刚出生的宝宝脑重量为成人的25%，2 ~ 4岁时脑重量达到成人的80%，4 ~ 7岁时脑重量达到成人的90%。因此在宝宝2 ~ 3岁这个阶段，要给宝宝多补充健脑益智类的食物，为大脑的快速发育提供能量。

蛋白质：蛋白质提供的氨基酸可影响神经传导物质的制造。

碳水化合物：大脑的发育也同样受碳水化合物（如全谷类、五谷根茎类、豆类等）的影响，如果血糖过低，脑细胞就会因为能源不足而失去功能。

卵磷脂：卵磷脂与细胞膜的生成有关，是一种帮助人体制造脑部神经讯息传导物质（乙酰胆碱）的重要成分。

脂肪类物质：胎儿脑部60%是由脂肪类物质构成，而不饱和脂肪酸是帮助胎儿脑细胞膜发育及形成脑细胞、脑神经纤维与视网膜的重要营养素。

这些营养素在什么食物里？这些营养素都可从日常生活中的食材中获得，如五谷杂粮类、鸡肉、鱼肉、牛肉、苹果、红枣、黄花菜、白菜、坚果等，都能有健脑益智的作用，建议适量给宝宝食用。

♥ 2 ~ 3 岁宝宝应该多吃鱼

鱼肉营养丰富，其蛋白质为优质蛋白质，且易被人体吸收，对于发育阶段的宝宝来说，身体对蛋白质的需求较多，可通过食用鱼肉补充。尤其是深海鱼类，其脂肪中DHA（俗称"脑黄金"）含量是陆地动植物脂肪中DHA含量的2.5 ~ 100倍。经常吃鱼，特别是常吃海鱼，有助于获得充足的DHA。而DHA是脑细胞膜中磷脂的重要组成部分，是促进脑部发育的营养素，对提高记忆力和思考能力非常重要。

由于此阶段宝宝太小，所以食用鱼类时要特别小心。家长在购买鱼的时候，不妨挑一些鱼刺较少、鱼身较大、容易剔刺的鱼。一定要把鱼刺剔除干净后再给孩子吃。在吃鱼的时候，要宝宝专心，少说话，不要大笑、看电视，嚼的时候要多嚼几下，细嚼慢咽。另外需要注意的是，给宝宝吃的鱼一定要烹煮熟透。鱼肉买回家后最好采用清蒸或炖的烹调方式，避免油炸，以保留尽量多的营养。

♥ 2～3岁宝宝饮食粗细粮搭配要合理

日常人们摄入的粮食大体分为粗、细两种。粗粮指玉米、小米、高粱、豆类等，细粮指精制的大米及面粉。2～3周岁的幼儿仍处于快速生长发育期，这期间，保证饮食平衡合理对健康成长至关重要。

一些父母错误地认为越精的食物越有营养，因此在给宝宝制作食物时总是精益求精地给宝宝补充高热量、高蛋白的食物，导致许多宝宝营养过剩、体重超标，影响身体发育。另外，食物经过精细加工后，会失去多种营养成分，从而容易造成营养成分单一，这与幼儿成长对营养多样化的要求不相符合。此外，因为粗粮中含有很多膳食纤维，饮食的粗细搭配可以有效促进胃肠的蠕动，加速新陈代谢，促进大肠对营养物质的吸收，继而预防便秘。所以，幼儿饮食，必须要注意粗细粮的搭配。

♥ 2～3岁宝宝要补充维生素 K、维生素 D

维生素 K 又叫凝血维生素，具有防止新生婴儿出血疾病、促进血液正常凝固的作用。维生素 K 缺乏症是由于缺乏维生素 K 引起的凝血障碍性疾病。如果孩子患病，可能会流血不止或出现腹泻、抽搐、脑水肿等症状，严重者甚至可能导致死亡或留下神经系统后遗症。维生素 K 分为两大类，一类是脂溶性维生素，即从绿色植物中提取的维生素 K_1 和肠道细菌（如大肠杆菌）合成的维生素 K_2；另一类是水溶性维生素，由人工合成，即维生素 K_3 和维生素 K_4。最重要的是维生素 K_1 和维生素 K_2。脂溶性维生素 K 的吸收需要胆汁协助，水溶性维生素 K 的吸收不需要胆汁。维生素 K 的主要食物来源为牛肝、鱼肝油、蛋黄、海藻、菠菜、圆白菜、西蓝花、豌豆、香菜、大豆油等。

维生素 D 是固醇类衍生物，能抗佝偻病。婴幼儿如果没有得到足够的光照，身体便无法合成足够的维生素 D，继而影响身体对钙的吸收，导致缺钙，严重者导致佝偻病。食物中的维生素 D 主要存在于海鱼、动物肝脏、蛋黄和瘦肉中，而母乳和一般奶制品的维生素 D 含量极少，谷物和蔬菜更少。

2～3岁宝宝的食谱推荐

☆三文鱼胡萝卜芹菜粥

材料：三文鱼80克，胡萝卜40克，芹菜20克，盐2克，水淀粉3毫升，水发大米50克，食用油适量。

做法：

1.将洗净的胡萝卜、芹菜切丁；将洗好的三文鱼切成片，装入碗中，放入少许盐、水淀粉拌匀，腌渍10分钟至入味。

2.锅内注水烧开，倒入水发大米，加食用油，搅拌匀，小火煲30分钟至大米熟透。

3.倒入切好的胡萝卜丁，慢火煮熟；加入三文鱼片、芹菜丁，拌匀煮沸；加剩余盐拌匀调味。把煮好的粥盛出，装入碗中即可。

营养点评：

本品富含优质蛋白质、β-胡萝卜素和膳食纤维，有开胃消食的作用，不仅有助于宝宝提高记忆力，还能润肠通便，预防宝宝便秘。

☆西蓝花鲈鱼枸杞粥

材料：水发大米40克，鲈鱼100克，西蓝花50克，枸杞子少许，盐1.5克，水淀粉适量。

做法：

1.把西蓝花洗净，切去根部，切成小朵；鲈鱼洗好，去除鱼骨，取出鱼肉，切成细丝，装入碗中，加盐、水淀粉，腌渍入味。

2.砂锅中注水烧开，倒入水发大米、枸杞子，烧开后用小火煮约30分钟；倒入西蓝花，再用小火续煮至熟；放入鱼肉丝，用大火煮至熟。

3.关火后盛出煮好的粥装入碗中即可。

营养点评：

鲈鱼富含蛋白质，有助于身体生长发育；大米富含碳水化合物，容易消化；西蓝花富含维生素和矿物质，有利于增强宝宝免疫力。三者煮粥食用可促进宝宝生长发育。

☆蔬菜海鲜饭

材料：鱿鱼、虾仁各40克，蛤蜊肉30克，彩椒、洋葱各30克，黄瓜50克，水发大米40克，奶油30克，高汤200毫升。

做法：

1.洋葱剥皮后切成丁；黄瓜洗净后切成小丁；彩椒洗净后切成丁；鱿鱼切成小丁，备用。

2.砂锅置于火上，倒入奶油，加热融化，倒入鱿鱼丁、虾仁、蛤蜊肉、洋葱丁，炒匀炒香，倒入大米，再炒匀；倒入高汤、彩椒丁、黄瓜丁，摊开铺匀，烧开后用小火煮约25分钟至食材熟透，搅拌均匀。

3.关火后盛出煮好的米饭即可。

营养点评：

本品含有蛋白质、牛磺酸、维生素B_1、钙、磷等营养成分，具有养心润肺、增强记忆力、清热解毒、补充钙质等作用，且健脑益智，常食有利于宝宝的智力发育。

☆黄金馒头

材料：熟南瓜150克，低筋面粉300克，白糖30克，酵母3克，食用油适量。

做法：

1.将熟南瓜切丁；低筋面粉、酵母倒在案板上，混匀，用刮板开窝，放入白糖、熟南瓜丁，搅拌均匀至南瓜成泥状，分数次加清水反复揉搓，至面团光滑，制成南瓜面团。

2.制作好的南瓜面团放保鲜袋中，静置约10分钟后，搓成长条形，切成数个剂子，即成馒头生坯。

3.取蒸盘，刷上一层食用油，摆好馒头生坯，放入蒸锅中，盖上锅盖，静置约1小时，使生坯发酵、涨开；开火，水烧开后再用大火蒸约10分钟，至食材熟透，取出即成。

营养点评：

南瓜中含有淀粉、蛋白质、β-胡萝卜素、维生素等成分，有健脾、护肝的作用，常食还能强筋壮骨，对宝宝生长非常有益。

☆彩色虾仁炒饭

材料：南瓜50克，豌豆30克，胡萝卜、虾仁各40克，黑芝麻10克，奶油30克，米饭50克。

做法：

1.胡萝卜洗净后切丁；南瓜洗净后切成丁；豌豆洗净切开；虾仁切碎，备用。

2.锅中注入适量清水烧开，倒入豌豆，煮约2分钟，倒入胡萝卜丁、南瓜丁，搅拌均匀，煮至断生，捞出待用；沸水锅中倒入虾仁碎，拌匀，煮约1分30秒，至其呈淡红色，捞出待用。

3.煎锅置于火上烧热，倒入奶油，加热融化，倒入胡萝卜丁、南瓜丁、豌豆、虾仁碎、米饭、清水，炒匀炒香，撒上黑芝麻，翻炒均匀即可。

营养点评：

本品营养丰富，具有健脑、养胃、润肠、保护心血管系统的作用，还含有丰富的蛋白质和钙，有利于宝宝补充钙质，对宝宝生长发育极为有益。

☆蔬菜排骨面

材料：面条50克，排骨段60克，胡萝卜30克，油菜40克，盐1.5克，料酒3毫升，食用油适量。

做法：

1.锅中水烧开，倒入排骨段、料酒，烧开后中火煮约40分钟，捞出待用。

2.排骨段切取肉，剁成末，备用；胡萝卜洗净后切丁；油菜洗净后切碎。

3.锅中留排骨汤烧开，放入面条，倒入肉末、胡萝卜丁，中火煮约3分钟，倒入油菜碎，转大火煮至熟软，加盐、食用油，拌煮片刻，至食材入味即可。

营养点评：

猪肉能为宝宝提供大量优质蛋白和身体发育所必需的脂肪酸；同时可提供铁元素和促进铁吸收的半胱氨酸，改善缺铁性贫血。油菜、胡萝卜均是维生素含量丰富且易消化吸收的蔬菜，荤素搭配，有利于铁的吸收。

☆多彩肉羹饭

材料：热米饭50克，鸡蛋1个，黄瓜、胡萝卜、猪瘦肉各30克，葱花、盐各少许，水淀粉5毫升，料酒、芝麻油2毫升。

做法：

1.黄瓜、胡萝卜洗净后切成丝；猪瘦肉剁成肉末；鸡蛋打入碗中，打散。

2.用热油起锅，倒入猪瘦肉末、料酒、清水、胡萝卜丝、黄瓜丝、盐、水淀粉、芝麻油，拌匀。

3.倒入蛋液，搅匀，煮沸，放入葱花，搅拌匀，将煮好的材料盛入热米饭上即可。

营养点评：

胡萝卜、黄瓜含有的葫芦素C具有增强人体免疫力的作用。胡萝卜含β-胡萝卜素，黄瓜中含有维生素E、维生素B_1。搭配鸡蛋、猪瘦肉，荤素皆有，营养齐全，幼儿常食，对改善大脑和神经功能有利，也可增强免疫力。

☆彩椒黄瓜肉丝

材料：黄瓜60克，彩椒30克，猪瘦肉40克，盐2克，生抽3毫升，料酒4毫升，蒜末、葱末各少许，水淀粉、食用油适量。

做法：

1.黄瓜、彩椒、猪瘦肉处理干净后切成细丝；将瘦肉丝放入碗中，加入少许盐、水淀粉、食用油，腌渍入味。

2.用热油起锅，倒入瘦肉丝、料酒、生抽、葱末、蒜末、黄瓜丝、彩椒丝，中火翻炒至食材熟透。

3.转小火，加入剩余盐，炒匀至入味。盛出放在碗中即成。

营养点评：

黄瓜、彩椒含有维生素及矿物质等成分，可以保护宝宝牙齿的健康，与富含蛋白质、铁元素的猪瘦肉搭配，可提高人体的免疫力。

☆西红柿炒平菇

材料：西红柿60克，平菇40克，盐、白糖各2克，水淀粉10毫升。

做法：

1.平菇、西红柿洗净后切成小块。

2.锅中放清水烧开，放入平菇块，搅拌匀，煮半分钟，捞出待用。

3.用热油起锅，倒入西红柿块略炒，放入平菇块、清水，翻炒出汁，加入盐、白糖，拌炒均匀至入味，大火收汁，倒入水淀粉，快速拌炒均匀至汤汁浓稠，盛出装入碗中即可。

营养点评：

平菇营养丰富，质地细嫩，含有较多的蛋白质、碳水化合物、膳食纤维和多种氨基酸，是婴幼儿日常食用的佳品。平菇与营养丰富、口味酸甜的西红柿搭配，是宝宝很喜爱的口味。

Chapter 5

适宜宝宝的
断奶食材与经典搭配

科学的断奶方式是由母乳喂养逐渐过渡到以糊、粥、饭为主，并搭配各种营养均衡的食材，直至接近成人的饮食。在断奶过程中，要制作营养又美味的宝宝餐，将宝宝的兴趣和注意力吸引到这些食材上来，让宝宝心甘情愿地断奶。那么，适合宝宝断奶的食材有哪些？怎么吃才能更有营养？怎么搭配这些食材才能做出受宝宝欢迎的饭呢？下面，本章将为您推荐七大类20多种食材，分析它们的营养作用和食用方法，并奉上精心研制的几十款食谱，帮助宝宝平稳、愉快地度过断奶期。

五谷豆类

♥ 燕麦

营养作用

燕麦是谷物中蛋白质和脂肪含量最高的，并且脂肪主要是单不饱和脂肪酸、亚麻酸和次亚麻酸，可以降低胆固醇和心血管疾病的患病概率。燕麦中还含有宝宝成长发育所必需的8种氨基酸，例如赖氨酸和色氨酸，有健脑益智、预防贫血的作用。燕麦还含有独特的皂苷素物质，有助于调节宝宝胃肠功能，清除体内的垃圾。燕麦亦含有丰富的膳食纤维，能刺激胃肠蠕动，防止宝宝便秘。

多大的宝宝可以吃

燕麦不太好消化，并且易引起过敏，小于8个月的宝宝不宜食用，8个月以后的宝宝可以适量食用。1岁以上的宝宝可以经常食用。

这样吃营养好吸收

1.燕麦缺少维生素C和矿物质，烹调时宜加入一些水果，如橙子、柑橘等，让宝宝摄取更加充足的营养。

2.煮燕麦片给宝宝吃的时候，生燕麦片煮20～30分钟即可；熟燕麦片5分钟即可，搭配牛奶一起煮的熟燕麦片3分钟就可以了。不要煮过长时间，防止营养流失严重。

经典搭配

燕麦＋牛奶 营养均衡

燕麦＋玉米 促进宝宝糖和脂肪代谢

燕麦＋鸡蛋 提高蛋白质吸收效率

燕麦＋胡萝卜 养肝明目，健脾胃

食用宜忌

1.燕麦虽然营养丰富，但是一次不能吃太多，否则会引起腹胀。

2.燕麦片不要长时间高温炖煮，否则容易破坏其所含的维生素。

3.过敏体质的宝宝吃燕麦时，要从少量开始，慢慢增加食用量，同时注意密切观察，防止发生过敏反应。

推荐食谱

☆核桃燕麦粥

材料：燕麦片20克，大米、核桃仁各10克，枸杞子3克，冰糖5克。

做法：

1.将燕麦片、大米淘洗干净备用；枸杞子泡洗干净；核桃仁冲洗干净。

2.锅置火上，倒入适量水煮沸，放入燕麦片、大米煮沸，转小火熬煮，加核桃仁、枸杞子煮20分钟，加冰糖煮化调味即可。

营养点评：

燕麦可以帮助排便，改善血液循环；核桃仁可以提高宝宝记忆力，增强智力；大米易消化吸收；此粥配适合宝宝食用。

☆火龙果燕麦糊

材料：燕麦片40克，火龙果半个，牛奶200毫升。

做法：

1.火龙果洗净，切小块。

2.将火龙果块、燕麦片、牛奶一起加入搅拌机，打成糊状，稍稍加热即可。

营养点评：

火龙果中有对宝宝生长发育有益的膳食纤维和提高记忆力的锌元素；燕麦能降低胆固醇，滋润皮肤。此食材适合宝宝经常食用，还可以避免宝宝肥胖。

♥ 玉米

营养作用

玉米有很好的保健作用，所含的类胡萝卜素和叶黄素可以保护宝宝的眼睛，是保护视力的佳品。其亚油酸含量极高（60%以上），还含有维生素E、谷固醇等，有助于降低胆固醇，预防宝宝脑功能衰退。加上玉米中含有硒、镁及赖氨酸等有防癌作用的物质，有助于降低宝宝以后患癌症的概率。

多大的宝宝可以吃

4个月内的宝宝可以喝一些玉米水，超过4个月的宝宝可以少量食用一些玉米粉。而10个月以上有一定咀嚼能力的宝宝可以吃一些袋装玉米片。

这样吃营养好吸收

宝宝的咀嚼能力还没有发育好的时候，不适合吃整粒的玉米，可以将玉米做成玉米汁给宝宝喂食。当宝宝长大，有一定咀嚼能力后，可以给宝宝喂食整根玉米，这样既可以锻炼宝宝的咀嚼能力，还可以锻炼他的动手能力。

经典搭配

玉米 + 豆腐　赖氨酸、硫氨酸的营养互补

玉米 + 鸡蛋　营养全面口感好

玉米 + 小麦 + 黄豆　利于宝宝对蛋白质的吸收和利用

食用宜忌

玉米可以促进胃肠蠕动，有便秘的宝宝可适当常食。

推荐食谱

☆奶香玉米汁

材料：甜玉米1根，鲜奶200毫升。

做法：

1.甜玉米洗净，剥下玉米粒。

2.玉米粒用清水煮开，再煮10分钟。

3.将玉米粒和同煮的水一起倒入榨汁机，磨成浆。

4.用细网将玉米汁过滤出来，加适量鲜奶搅匀即可。

营养点评：

牛奶是宝宝每天的必需品，玉米中含有丰富的蛋白质、β-胡萝卜素、亚油酸、维生素等营养物质，此搭配对宝宝各方面的成长发育都有很好的促进作用。

☆鸡蓉玉米羹

材料：鸡胸肉40克，玉米粒80克，青豆20克，盐1克，水淀粉15毫升，食用油适量。

做法：

1.将青豆、玉米粒分别洗净；鸡胸肉洗净，切碎。

2.锅内倒油烧至五成热，放入鸡胸肉碎炒散，加入玉米粒和青豆，加适量水煮沸，加盐调味，用水淀粉勾芡即可。

营养点评：

鸡肉有强健身体、促进生长发育等多种作用。玉米能促进胃肠蠕动，加速有害物质的排泄。青豆则有健脑益智的作用。

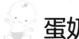蛋奶肉类

💜 猪肝

营养作用

猪肝含有丰富的营养，对于婴幼儿来说，是非常理想的食物。其中含量较为丰富的营养物质有蛋白质、钙、铁、硒等以及多种维生素（维生素 A、B 族维生素、维生素 C 等）。其中维生素 A 的含量远高于其他食品，能保护宝宝的眼睛，防止视力异常，还能使宝宝皮肤健康。

多大的宝宝可以吃

6 个月以上的宝宝可以食用。

这样吃营养好吸收

1. 猪肝要现切现做，新鲜的猪肝切后放置时间长，不但会损失营养，而且炒熟后有许多颗粒凝结在猪肝上，影响外观和口感。

2. 将猪肝用水煮熟后剁泥，不加任何调味品，给宝宝食用，尽量少一些，不要吃太多，而且每周一次即可。

经典搭配

猪肝 + 苋菜　提高免疫力

猪肝 + 菠菜　防止贫血

猪肝 + 豆芽　排出毒素

食用宜忌

1. 猪肝胆固醇较高，加之宝宝脾胃功能不健全，应避免过多食用。

2. 猪肝不宜与鱼肉搭配食用，易伤神。

推荐食谱

☆鲜茄扒肝

材料：猪肝60克，茄子100克，西红柿1个，面粉40克，生抽、盐、白糖、水淀粉、食用油各适量。

做法：

1.猪肝洗净，去筋、膜，用生抽、盐、白糖拌匀，腌渍10分钟，去水，切碎。

2.茄子洗净，切块，煮软，压成泥，与猪肝碎、面粉拌成糊，捏成厚块，放入油锅中煎至两面金黄。

3.西红柿洗净，用开水烫一下，去皮，切块，放入油锅中略炒，用水淀粉勾芡，淋在肝扒上即可。

营养点评：

猪肝富含维生素A、铁、蛋白质等营养成分，茄子含丰富的维生素和花青素，有利于宝宝提高免疫力，防止贫血。

☆西葫芦猪肝汤

材料：西葫芦50克，猪肝40克，葱、姜、盐、花生油、水淀粉各适量。

做法：

1.西葫芦洗净，切片；猪肝洗净，切片；姜、葱取汁；猪肝加盐、葱姜汁、水淀粉抓匀上浆。

2.锅置火上，倒适量油烧热，加入西葫芦片及适量盐翻炒，然后加清水烧开；放入猪肝煮熟，加盐调味即可。

营养点评：

猪肝富含铁，有补血养血、补肝明目的作用，可以预防宝宝贫血，同时可以令眼睛更加明亮。

♥ 猪肉

营养作用

猪肉可以提供优质蛋白质以及人体必需的氨基酸、B族维生素、维生素D及矿物质等。猪肉纤维细软，很适合消化功能不好的宝宝食用。而且猪肉能促进铁的吸收，改善贫血。值得注意的是，宝宝食用猪肉要适量，避免导致肥胖。

多大的宝宝可以吃

5个月以上的宝宝可以食用，1～2岁的宝宝每天食用50克猪肉即可。

这样吃营养好吸收

猪肉剁成肉馅最易于宝宝消化吸收，适宜用蒸、煮、焖、煲等烹调方法做给宝宝吃。

经典搭配

猪肉 + 蒜 促进血液循环、好吸收

猪肉 + 萝卜 养胃、健脾、消食

猪肉 + 黄瓜 滋阴润燥、清热解毒

猪肉 + 莲藕 养神、补中、益气、润燥

食用宜忌

1. 食用猪肉时，不适合和豆类搭配，容易影响吸收，还易导致宝宝腹胀。

2. 猪肉不宜与鲫鱼同食，容易伤及胃肠。

3. 食用猪肉时，不适合跟牛肉搭配。因为猪肉性微寒，牛肉性温，一温一寒的搭配对宝宝的健康不利。

推荐食谱

☆瘦肉菠菜粥

材料：猪瘦肉30克，菠菜50克，白粥1碗，香油、盐各适量。

做法：

1.猪瘦肉洗净，切小片。菠菜洗净，焯水，切成小段。

2.白粥下锅，加水煮开，放入猪瘦肉片，稍煮至变色，加菠菜段，煮熟后放入适量香油和盐，煮开即可。

营养点评：

菠菜富含维生素和膳食纤维，猪肉能提供丰富的蛋白质，两者一起搭配食用，能促进宝宝消化，还能增加营养吸收。

☆猪肉莲藕粥

材料：莲藕50克，猪肉30克，大米30克，淀粉、盐、芝麻油各适量。

做法：

1.猪肉切丁，用淀粉、盐拌匀；莲藕洗净，去皮，切丁。

2.大米洗净，加水煮开，倒入莲藕丁，再煮开，换小火煮20分钟。

3.加适量盐，倒入猪肉丁，大火煮沸；待煮熟后，加入芝麻油调味即可。

营养点评：

此粥可改善胃肠功能，利于消化吸收，并有预防贫血、润燥的作用。

♥ 牛肉

营养作用

牛肉脂肪含量低，蛋白质含量高，包含人体必需的氨基酸，而且必需氨基酸的比例和人体的比例几乎一致，对强壮宝宝骨骼、促进宝宝健康成长有非常积极的作用。牛肉中还含有能提高宝宝智力的亚油酸及锌、铁等元素，还可增强宝宝的抵抗力。此外，牛肉中的磷、维生素 A、维生素 B_1、维生素 B_6、维生素 B_{12} 含量也较高，有较好的辅助补血作用。

多大的宝宝可以吃

6 个月以上的宝宝可以常食用一些牛肉，但应避免在春季让宝宝吃过多的牛肉，因为春季宝宝的消化能力较弱，不利于消化和吸收。天气较冷或宝宝活动量大时可以适当多吃些牛肉。

这样吃营养好吸收

将牛肉切小块或剁成肉末，炖煮软烂，让宝宝吃，这样做不但味道鲜美可口，而且营养流失少，适合宝宝食用。

经典搭配

牛肉 + 土豆　口感好、热量充足、利于蛋白质吸收

牛肉 + 萝卜　益气血、利脏器、好消化

牛肉 + 青椒　富含维生素、矿物质、促进铁吸收

食用宜忌

1. 牛肉性温，可以暖胃，因此气血不足、体质较弱的宝宝适合在冬季食用。

2. 牛肉一周吃一次即可，不可食之太多。

推荐食谱

☆牛肉鸡蛋粥

材料：牛肉40克，鸡蛋1个，大米30克，高汤300毫升，水淀粉10毫升，盐1克。

做法：

1. 牛肉洗净，切片，用盐、水淀粉腌渍10分钟；鸡蛋打散；大米洗净，浸泡30分钟。

2.锅置火上，放入高汤、大米，大火煮沸后转小火，熬煮25分钟，加入牛肉片，煮沸后淋入蛋液，顺时针搅开即可。

营养点评：

鸡蛋能养心安神、滋阴补血；牛肉味甘、性平，具有健脾养胃、益气养血的作用；大米能健脾养胃。

❤ 鸡蛋

营养作用

鸡蛋有"理想的营养库"的美称，不仅含有丰富的、易被宝宝身体吸收的卵黄磷蛋白、不饱和脂肪酸和钾、钠、镁、磷等矿物质，还含有维生素 A、维生素 B$_2$、维生素 B$_6$、维生素 D、维生素 E 等营养成分，能为宝宝补充全面的营养，堪称价格低廉的婴幼儿营养库。鸡蛋黄中富含卵磷脂和 DHA，能促进宝宝脑部发育，有增强记忆力、健脑益智的作用。

多大的宝宝可以吃

5 ~ 6 个月的时候可以给宝宝喂蛋黄，开始的时候每天喂一个蛋的 1/4，以后逐渐增加到 1/2，1 ~ 1.5 岁时宝宝可以吃整个蛋黄，但每天不能超过一个。

这样吃营养好吸收

1.将鸡蛋做成蒸蛋羹或蛋花汤更有利于宝宝消化吸收。

2.给宝宝吃的煮鸡蛋不宜煮得过老，以免鸡蛋中的蛋白质过度凝结，不利于宝宝消化吸收。

3.宝宝能吃全蛋以后，最好能让宝宝吃全蛋，既吃蛋白也吃蛋黄。蛋白和蛋黄搭配食用，更能给宝宝补充全面的营养物质。

经典搭配

鸡蛋 + 黑木耳　强健骨骼

鸡蛋 + 菠菜　有利于维生素 B$_{12}$ 的吸收

鸡蛋 + 韭菜　补肾、益气

鸡蛋 + 西红柿　保护心血管

食用宜忌

1. 宝宝发热时不宜吃鸡蛋。因为蛋白能产生额外的热量，不利于宝宝康复。

2. 有过敏症状的宝宝需 8 个月后才能吃蛋白。

推荐食谱

☆蛋黄汤

材料：鸡蛋1个，高汤200毫升，盐适量。

做法：

1.汤锅中加高汤大火煮开。

2.将鸡蛋磕入碗中，用勺子将蛋黄取出，放入另外器皿中搅拌均匀。

3.将搅匀的蛋黄放入沸腾的高汤中，加盐调味即可。

营养点评：

鸡蛋黄中富含卵磷脂和DHA，能促进宝宝脑部的发育，有助于提高记忆力。

❤ 牛奶

营养作用

牛奶含有的蛋白质（如酪蛋白、乳清蛋白）品质好，且与热量的比例搭配合理，可以防止宝宝摄入过多的热量，所含的钙也很适宜宝宝的身体吸收，是宝宝最好的钙质来源。牛奶还含有宝宝生长所需要的氨基酸，是宝宝合适的营养伴侣。另外，牛奶中的矿物质（如磷、钾、镁等）的搭配也十分适合人体吸收。每天一杯牛奶，就可以补充宝宝一整天所需要的钾元素和维生素 B_2。

多大的宝宝可以吃

刚出生的宝宝就可以喝牛奶，按奶与水 1：2 的比例稀释后喂给宝宝。稍大一些的宝宝可以喝纯牛奶。

这样吃营养好吸收

1. 牛奶最好与含淀粉的食物同食。

2. 牛奶适合饭后 2 小时或睡前 1 小时喝，有助于消化吸收以及利于睡眠。

经典搭配

牛奶 + 饼干 热量充足、充分吸收蛋白质

牛奶 + 燕麦 营养丰富、口感佳

牛奶 + 豆浆 动植物蛋白质互补

食用宜忌

1. 鲜奶要高温加热后才能喝,这样可以避免宝宝感染疾病。

2. 宝宝喝牛奶时,里面不能加钙粉,以免影响蛋白质和钙的吸收。

3. 给宝宝喂牛奶前,应先吃点东西或边吃其他食物边饮用。

推荐食谱

☆ 牛奶南瓜羹

材料:南瓜100克,牛奶150毫升。

做法:

1. 南瓜去籽,切块。

2. 将南瓜块蒸熟,去皮,搅拌成泥。

3. 南瓜泥加入牛奶中搅拌均匀,倒入锅中,小火烧至沸腾即可。

营养点评:

南瓜膳食纤维较丰富,有助于宝宝排便。牛奶营养丰富,能够给宝宝提供优质蛋白质、维生素、钙等物质。此搭配口感香甜,容易被宝宝接受,且营养丰富,有利于宝宝的生长发育。

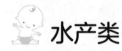 # 水产类

♥ 鳕鱼

营养作用

鳕鱼是全世界年捕捞量最大的鱼类之一，也是人们经常食用的鱼类之一，具有重要的营养价值，欧洲人称它为"海中黄金""餐桌上的营养师"。鳕鱼含丰富的蛋白质、维生素A、维生素D、钙、镁、硒等营养成分，营养丰富、肉味甘美；鱼肉中含有丰富的镁元素，对心血管系统有很好的保护作用，有利于预防心血管疾病。鳕鱼种类很多，其中以银鳕鱼品质最好。鳕鱼肉质白细鲜嫩，入口不腻。除鲜食外，还可以加工成各种水产食品。另外鳕鱼肝含油量高，还富含维生素A和维生素D，是提取鱼肝油的原料。

多大的宝宝可以吃

7个月以上的宝宝可以食用，但家长一定要注意把鱼刺处理干净。

这样吃营养好吸收

1. 与牛奶一同烹调食用，口感好，蛋白质含量丰富。

2. 可以每周食用1～2次，蒸的烹调方式更利于宝宝消化吸收。

经典搭配

鳕鱼 + 豆腐 利于宝宝补钙

鳕鱼 + 肉末 钙、铁双补，蛋白质含量丰富

鳕鱼 + 鸡蛋 补充丰富的蛋白质

食用宜忌

1. 凡湿热内盛或患有疥疮、瘙痒、湿疹的宝宝不宜食用。

2. 患热伤风的宝宝不宜食用。

3. 宝宝食用鱼类时一定要把刺处理干净。

推荐食谱

☆鱼肉香糊

材料：鳕鱼肉50克，盐、水淀粉、鱼汤各适量。

做法：

1.将鳕鱼肉洗净，切条，煮熟，剁成肉泥状。

2.把鱼汤煮开，下入鱼肉泥，用水淀粉勾薄芡，最后加盐调味即可。

营养点评：

鱼肉中含有丰富的蛋白质和不饱和脂肪酸，能促进宝宝的大脑发育。

☆薯泥鱼肉羹

材料：土豆20克，鳕鱼肉10克。

做法：

1.土豆削皮，洗净，切块；鳕鱼肉洗净。

2.将土豆块放入蒸锅蒸熟；鳕鱼肉放入煮锅中，加冷水没过鱼肉，大火煮熟，捞出。

3.将蒸熟的土豆块和鱼肉放入碗中，压碎成泥。

4.取适量煮鳕鱼的鱼汤倒入土豆鳕鱼泥中，搅拌均匀成黏稠状即可。

营养点评：

鳕鱼富含蛋白质、维生素A、维生素D，土豆富含维生素以矿物质，能促进宝宝的生长发育。

♥ 虾

营养作用

现代医学研究证实，虾的营养价值极高，能增强人体的免疫力。每 100 克鲜虾肉中含水分 78 克，蛋白质 18.3 克，脂肪 0.5 克，钙 35 毫克，磷 253 毫克，铁 1.0 毫克，维生素 A 87 微克，还含有维生素 B_1、维生素 B_2、维生素 E、烟酸等。虾皮的营养价值更高，每 100 克虾皮含蛋白质 30.7 克，钙 991 毫克，磷 582 毫克，铁 6.7 毫克，其中钙的含量为各种动植物食品之首，特别适宜于老年人和儿童食用。虾和鱼肉、禽肉相比，脂肪含量少，并且几乎不含作为能量来源的动物糖类；虾中的胆固醇含量较高，同时含有丰富的能降低人体血清胆固醇的牛磺酸；虾中还含有丰富的钾、碘、镁、磷等矿物质。

多大的宝宝可以吃

宝宝 1 岁后再吃海鲜比较好，虾是容易引起过敏的食物，一些宝宝吃完后会过敏引起皮疹，可以少量食用，吃一些后观察有无过敏情况，如有过敏应马上停止食用。

这样吃营养好吸收

将虾肉切小块或剁成末，炖软煮烂，让宝宝吃，这样吃不仅鲜美可口，而且营养流失少，适合宝宝食用。给宝宝做虾还是不要用油炸的，宝宝最适合吃的就是蒸的或是煮的，蒸煮时间不要太长，这样宝宝吃了才会容易消化，营养也不会流失太多。

经典搭配

虾 + 豌豆 营养丰富、味道鲜美

虾 + 豆腐 利于钙质吸收

虾 + 西红柿 给宝宝多元化的营养补充

虾 + 西葫芦 易消化、口感佳、营养丰富

食用宜忌

1. 食用虾以后，最好2个小时内不要吃水果，因为与含有鞣酸的水果同吃不仅会降低蛋白质的营养价值，而且鞣酸和钙离子结合形成的不溶性结合物会刺激胃肠，引起不适，易出现呕吐、头晕、恶心和腹痛、腹泻等症状。含鞣酸的水果有葡萄、石榴、山楂、柿子等。食用海虾后，1小时内不要食用冷饮、西瓜等食品。

2. 对海鲜过敏的及患有过敏性疾病（过敏性鼻炎、过敏性皮炎、过敏性紫癜等）的宝宝应慎食。

3. 虾背上的虾线，是虾未排泄完的废物，吃到嘴里有泥腥味，影响食欲，所以应去掉。

4. 腐坏变质的虾不可食用。颜色发红、身软、掉头的虾不新鲜，尽量不吃。

推荐食谱

☆鲜虾蛋羹

材料：海虾1只，鸡蛋1个，植物油、葱末、盐、香油各少许。

做法：

1. 海虾洗净、去皮、去头、净肠后剁成末，炒锅烧热加植物油，将虾末放入煸炒一下，迅速关火盛出。

2. 锅中加水，放入虾皮、虾头，煮开后滤掉虾皮、虾头。鸡蛋搅打成鸡蛋

液，放入葱末、盐、香油后调匀，放入虾肉后加适量温的煮虾水，放入微波炉中高火加热2分钟（如用蒸锅，小火蒸15分钟），成凝结状（豆腐脑状）即可。

营养点评：

虾含有丰富的蛋白质，其肉质松软，易消化，但又无腥味和骨刺，同时含有丰富的矿物质（如钙、磷、铁等），海虾还富含碘，对人的健康有益。鸡蛋含有丰富的蛋白质、脂肪、维生素和铁、钙、钾等人体所需要的矿物质，对肝脏组织损伤有修复作用；同时富含DHA、卵磷脂和卵黄素，对神经系统的发育有利，有健脑益智的作用。

☆鲜虾蒸豆腐

材料：虾仁、番茄酱各15克，豆腐、西葫芦各40克，盐1克、白糖5克、水淀粉15毫升，食用油适量。

做法：

1.虾仁用水清洗干净，沥干水分，切丁；西葫芦去瓤，洗净切丁，备用。豆腐切成厚片，码入盘中隔水蒸约5分钟，至豆腐变熟。

2.用油将虾仁丁和西葫芦丁炒熟，调入番茄酱、白糖、盐及水淀粉拌炒均匀，盛出。

3.取出豆腐，把做法2中炒好的酱料浇在上面即可。

营养点评：

虾与豆腐均含丰富的优质蛋白质，钙含量也非常丰富，此款搭配是宝宝补充蛋白质与钙质的绝佳组合，对宝宝生长发育及骨骼的强壮有很好的作用。

蔬菜类

♥ 胡萝卜

营养作用

胡萝卜被誉为"营养全面的小人参"，富含 β - 胡萝卜素，对宝宝的骨骼发育能起到很好的促进作用；胡萝卜还含有碳水化合物、B 族维生素、挥发油、胡萝卜碱、钙、磷等物质，可促进生长发育、提高宝宝免疫力，也可以帮助宝宝增强记忆力，同时转化成维生素 A 后对视力也是有益的。

多大的宝宝可以吃

6 个月开始，便可以给宝宝添加胡萝卜泥，较大一些的宝宝可以吃蒸透的胡萝卜。

这样吃营养好吸收

1. 可以把胡萝卜切成小丁，放油和少量调味品炒着吃，有利于营养吸收。

2. 与猪肉、羊肉、牛肉等一起用压力锅炖 15 ～ 20 分钟也比较好，营养全面。

3. 胡萝卜做熟之后食用，可以保留所含的膳食纤维和果胶。

经典搭配

胡萝卜 + 山药　健脾养胃

胡萝卜 + 玉米　保护视力、开胃、助消化

胡萝卜 + 猪肉　促进维生素、矿物质的吸收

胡萝卜 + 菠菜　润肠通便、通经活血

食用宜忌

1. 皮肤干燥、抵抗力差的宝宝应该适当多食胡萝卜。

2. 胡萝卜不可过多食用，以免引起高胡萝卜素血症，使宝宝皮肤发黄。

推荐食谱

☆南瓜胡萝卜粥

　　材料：南瓜、胡萝卜各10克，大米25克。

做法：

1.大米洗净，浸泡半小时。

2.南瓜去皮，去子，洗净，切小丁；胡萝卜去皮，洗净，切成小丁。

3.将大米、南瓜丁、胡萝卜丁倒入锅中大火煮开，再调小火煮熟即可。

营养点评：

南瓜富含β-胡萝卜素、锌和糖分，易消化吸收；胡萝卜含丰富的β-胡萝卜素，能促进宝宝生长发育，适合宝宝食用。

♥ 洋葱

营养作用

在国外，洋葱被誉为"菜中皇后"，可见其营养价值的丰富。它含有人体必需的维生素和矿物质，其中的微量元素硒在洋葱中含量很高。硒有很强的抗氧化性，能增强细胞活力、提高代谢率，因此，尤其适宜正在快速生长的宝宝食用。另外，洋葱中含有大蒜素，能杀菌消炎，可以帮助宝宝预防感冒。近年来，科学研究发现，常吃洋葱能提高骨密度，有助于促进宝宝骨骼生长。

多大的宝宝可以吃

由于洋葱的味道较大，7 个月以上的宝宝较适宜食用。熟洋葱带点甜味，可以作为宝宝的断奶食材之一。

这样吃营养好吸收

1. 当宝宝已经能够消化辅食后，可将烹熟的洋葱与已适应的辅食混合食用，能够使营养更充足，更完善。

2. 由于洋葱里面的营养大多数保存在外层中，因此在吃洋葱时，不能丢掉洋葱外面的几层皮，要让宝宝连它们一起食用。

经典搭配

洋葱 + 鸡蛋 营养互补，促进维生素 C 的吸收

洋葱 + 玉米 健脾养胃，生津止渴

洋葱 + 苦瓜 提高身体免疫力

洋葱 + 苹果 保护心脏

食用宜忌

1. 宝宝食用洋葱不可过量，否则会造成胀气和排气过多。

2. 晚餐时不宜给宝宝吃洋葱，以免影响睡眠。

3. 1岁之前的宝宝最好吃煮熟的洋葱，1岁以后可以适当吃一些生的洋葱，发挥其杀菌作用。

推荐食谱

☆洋葱胡萝卜汤

材料：西红柿、洋葱各1/2个，胡萝卜50克，植物油、盐、水各适量。

做法：

1.将西红柿、洋葱、胡萝卜分别洗净、切丁。

2.锅烧热，倒入适量油，油热后炒香洋葱丁，加入西红柿丁和胡萝卜丁，翻炒均匀。

3.锅中加水，盖好盖，中火煮8分钟，加适量盐即可。

营养点评：

西红柿的维生素C、β-胡萝卜素、番茄红素含量丰富，洋葱钙质含量较丰富，两者一起煮汤，能清热生津、清润开胃。

☆洋葱摊蛋

材料：洋葱1/2个、鸡蛋1个，植物油、盐各适量。

做法：

1.洋葱洗净、切小薄片；鸡蛋打散。

2.锅加热，放入适量植物油，七分热后倒入洋葱片，翻炒，淋入鸡蛋液，小火翻炒，加适量盐调味即可。

营养点评：

洋葱和鸡蛋的搭配，能增强宝宝食欲，促进宝宝对营养的吸收，还有祛风散寒、消炎杀菌的作用。

♥ 菠菜

营养作用

菠菜的营养价值在绿叶蔬菜中名列前茅，所含的丰富维生素、叶绿素能为脑细胞代谢提供营养补充。菠菜中含有维生素 B_6、维生素 K、叶酸、钾等营养物质，既可提高宝宝的免疫力，还能缓解宝宝便秘，促进胃肠的消化和吸收功能，对宝宝的成长发育十分有益。

多大的宝宝可以吃

刚开始添加辅食的宝宝可以吃一些菠菜叶汤汁；稍大一些，可以喂一些菠菜泥；1 岁以上的宝宝就可以吃煮烂的菠菜叶。

这样吃营养好吸收

食用菠菜时先焯一下，然后捞出再食用，能去除草酸盐。但不要焯太久，防止营养流失过多。

经典搭配

菠菜 + 鸡蛋　补充蛋白质，预防贫血

菠菜 + 花生　含丰富的矿物质、维生素

菠菜 + 茄子　富含膳食纤维，通便，促进血液循环

菠菜 + 胡萝卜　富含 β - 胡萝卜素，促进维生素 A 的生成

食用宜忌

1. 菠菜含草酸较多，有碍身体对钙的吸收，所以给宝宝烹调菠菜时宜先用沸水焯一下再炒，这样能降低草酸含量。

2. 宝宝不宜频繁食用菠菜，应隔几天吃一次，以免宝宝出现腹泻等症状。

3. 用菠菜做汤时也不要直接放未焯过的菠菜。

推荐食谱

☆乌冬面蒸鸡蛋

材料：乌冬面50克，菠菜、蘑菇各20克，胡萝卜10克，鸡蛋1个，高汤、盐各适量。

做法：

1.乌冬面用热水烫过，剥散后切成五六厘米长的小段；菠菜洗净，煮熟，挤干水分；蘑菇洗净，切碎；胡萝卜洗净，切碎。

2.鸡蛋打散，加入高汤和盐搅拌均匀。将乌冬面、蘑菇、菠菜、胡萝卜放入容器中，然后将搅匀的蛋汁也倒入容器中，再用蒸笼蒸约10分钟即可。

营养点评：

本搭配主副食均有，味道鲜美、易消化，含丰富的蛋白质、碳水化合物、膳食纤维、β-胡萝卜素，营养丰富，可以提高宝宝免疫力。

☆豆腐菠菜软米饭

材料：大米40克，豆腐、菠菜各30克，排骨汤适量。

做法：

1.大米洗净，放入碗中，加适量水，放入蒸屉蒸成软米饭。

2.豆腐洗净，放入开水中焯烫一下，捞出控水后切碎；菠菜洗净，焯烫，捞出切碎。

3.将软米饭放入锅中，加适量排骨汤一起煮烂，放入豆腐碎，再煮3分钟左右，起锅时，放入菠菜碎烫一下即可。

营养点评：

菠菜富含维生素、矿物质，豆腐富含蛋白质、钙质，加上养脾胃的大米，此款搭配容易消化吸收，营养全面，有助于宝宝生长发育。

♥ 南瓜

营养作用

南瓜中含量较高的有维生素 B_1、维生素 B_2、维生素 C 和 β-胡萝卜素，还含有一定量的维生素 E、南瓜多糖、铁、锌、磷和钴等，可以起到健脾、养胃、护肝的作用，可使宝宝皮肤变得细嫩；有助于维护宝宝的正常视力和上皮细胞的健康，提高宝宝身体抵抗力；促进脑垂体激素的分泌。南瓜可作为宝宝断奶时期的辅食之一。

多大的宝宝可以吃

出生满 5 个月的宝宝，可以在辅食中添加南瓜，有利于宝宝对营养物质的吸收，而且南瓜中大量的营养物质也能促进宝宝的成长。

这样吃营养好吸收

1. 宝宝吃南瓜最好的季节在秋季，有助于增强宝宝的免疫力，对改善宝宝秋燥的症状有益，每天不要超过一顿主食的量即可。

2. 将南瓜做成南瓜泥或做成清淡的南瓜粥给宝宝吃，有助于宝宝的消化吸收。

经典搭配

南瓜 + 红枣　补充铁和 β - 胡萝卜素，防治体质虚弱

南瓜 + 红豆　健脾养胃，缓解宝宝感冒、胃痛等病症

南瓜 + 牛肉　补充铁质、蛋白质，补脾益气

南瓜 + 绿豆　清热解毒、解暑、易消化

食用宜忌

1. 给宝宝吃南瓜不要过量，以免宝宝的皮肤变成黄色。每天不要超过一顿主食的量即可。

2. 吃南瓜时，不要搭配红薯一起给宝宝食用，两者一起食用，易出现胃胀、腹痛、吐酸水等症状。

推荐食谱

☆南瓜荞麦粥

材料：荞麦10克，南瓜30克，大米20克。

做法：

1. 南瓜去皮、去籽、洗净、切小丁；荞麦和大米分别淘洗干净。

2. 锅置火上，放入荞麦、大米和适量清水，先大火煮沸，再转为小火熬煮，待荞麦和大米七成熟时加入南瓜丁，煮至粥稠、米烂、南瓜熟透时关火即可。

营养点评：

南瓜可以提高宝宝抵抗力，保护宝宝视力；荞麦含丰富的磷，对宝宝大脑的发育有一定作用。

☆红枣银耳南瓜羹

材料：红枣5颗，银耳20克，南瓜50克。

做法：

1.银耳用温水泡发，去蒂，撕成小朵，用盐水洗净，泡在清水中；红枣洗净，去核，清水中稍泡；南瓜去皮和子，洗净，切小块。

2.锅中放入银耳，加水没过银耳，小火煮20分钟。加入红枣、南瓜块，煮20分钟即可。

营养点评：

南瓜有补铁、提高免疫力的作用，宝宝经常食用对健康有益。

♥ 西蓝花

营养作用

西蓝花是富含叶酸的优质蔬菜，其营养价值位居同类蔬菜之首，维生素C、维生素E的含量也特别高，可以为宝宝提供丰富的营养物质，应经常给宝宝食用。西蓝花所含的叶酸除为身体制造红细胞外，还参与细胞的分裂。对于成长期的宝宝来说，可避免宝宝贫血或发育不良。

多大的宝宝可以吃

5个月以上的宝宝可以食用西蓝花。断奶时期的宝宝避免食用西蓝花的茎部，只食用菜花部分。

这样吃营养好吸收

西蓝花不要煮得过烂，吃的时候要让宝宝多嚼几次，这样有利于宝宝的消化吸收，还能提高宝宝的咀嚼能力。

经典搭配

西蓝花 + 牛肉　帮助吸收维生素与铁

西蓝花 + 虾仁　补充维生素、矿物质、钙，促进骨骼生长

西蓝花 + 金针菇　健脑益智、增强免疫力、促进生长发育

食用宜忌

1.胃肠功能较弱的宝宝可多食西蓝花，对宝宝胃肠有益。

2.西蓝花中含少量致甲状腺肿的物质，给宝宝食用时可以加碘盐来中和，或者加一些海藻也可以。

推荐食谱

☆牛奶蔬菜羹

材料：牛奶200毫升，西蓝花50克，芥菜40克。

做法：

1.西蓝花、芥菜分别洗净，切块，放入榨汁机中，加适量水，榨成汁。

2.奶锅中放入牛奶和榨出来的蔬菜汁，混合后用大火煮沸即可。

营养点评：

牛奶富含蛋白质和钙质，可促进宝宝骨骼发育；芥菜含 β -胡萝卜素和大量膳食纤维，可明目、宽肠通便；西蓝花含有丰富的维生素C，可以滋润宝宝的皮肤，让皮肤光泽有弹性，同时还可提高宝宝的免疫力。

❤ 西红柿

营养作用

西红柿被称为"神奇的菜中水果"，是宝宝的酸甜开胃果。其味道鲜美，营养丰富，含有丰富的维生素 A、维生素 C、维生素 E、胡萝卜素以及钙、磷、钾、钠、镁等多种人体必需的元素。西红柿中番茄红素的含量在所有蔬果中含量最高；西红柿所含的维生素 A 可促进骨骼生长、防治眼睛干涩。西红柿还是维生素 C 的最佳来源，经过烹调后的西红柿，非常利于人体吸收，常吃可以帮助宝宝预防坏血病。西红柿还能够促进使胃液分泌，调节胃肠功能，胃肠不好、食欲不振及便秘的宝宝适合经常食用。

多大的宝宝可以吃

10 个月的宝宝适宜吃西红柿煮的粥，1 岁以后可以食用炒西红柿。

这样吃营养好吸收

1.西红柿煮熟后让宝宝吃，营养价值更高。

2.给宝宝煮西红柿时，可以加入少许的醋，帮助破坏所含的有害物质番茄碱。

经典搭配

西红柿 + 鸡蛋　味道鲜美，营养丰富

西红柿 + 牛肉　促进铁质吸收，预防贫血

西红柿 + 黑木耳　强健骨骼，润肠通便

西红柿＋豆腐　补充钙质和多种维生素，健脾养胃

食用宜忌

1. 烹调时将西红柿的皮去除干净，再做给宝宝吃。

2. 过敏的宝宝需要慎食。

推荐食谱

☆鳜鱼西红柿泥

材料：鳜鱼80克，西红柿40克，葱花、姜末各3克，白糖2克，盐1克。

做法：

1. 鳜鱼洗净，去除内脏、骨和刺，剁成鱼泥；西红柿洗净，放沸水中烫一下，去皮，切块。

2. 锅置火上，倒适量油烧热，爆香葱花和姜末，再放入西红柿块煸炒。

3. 加适量清水煮沸，加入鳜鱼泥一起炖，加盐、白糖调味即可。

营养点评：

鳜鱼富含不饱和脂肪酸，有助于宝宝神经系统的发育。西红柿既是蔬菜又是调味佳品，可促进宝宝食欲。

☆西红柿肉末

材料：西红柿30克，肉末15克，肉汤少许。

做法：

1. 将西红柿洗净，用热水烫后，去皮、切碎。

2. 锅中放肉汤，下入西红柿碎、肉末，边煮边搅拌，并用勺子背面将其压成糊状即可。

营养点评：

肉末含有较丰富的蛋白质和铁，西红柿能够提高宝宝食欲。

水果类

♥ 苹果

营养作用

苹果被称为维持宝宝精力的弱碱性水果，富含维生素 A、维生素 C、β - 胡萝卜素、膳食纤维、苹果酸、铁、钾、硒等营养成分，有助于宝宝的身体健康。苹果富含膳食纤维，可刺激胃肠蠕动，促进废物排出。另外，食用苹果还能提高宝宝的免疫力，同时提高宝宝记忆力。

多大的宝宝可以吃

4 个月大的宝宝就可以喝苹果汁了，随着宝宝的长大，逐渐过渡到食用苹果泥。当宝宝长出牙后，可以给宝宝吃苹果了。

这样吃营养好吸收

将苹果榨汁或者蒸熟后压成泥，给宝宝食用，除了有助于营养的快速吸收，还可以防止宝宝的牙齿受损。

经典搭配

苹果 + 猪肉　增加营养

苹果 + 鱼类　营养丰富，止泻

苹果 + 米汤　健脾开胃

苹果 + 洋葱　保护心脏

食用宜忌

1. 苹果不宜在饭后立即吃，不但不利于消化，而且还会造成胀气和便秘。

2. 给宝宝喝的苹果汁，可加热后，晾到温度适宜再喂给宝宝喝。

推荐食谱

☆**苹果沙拉**

材料：苹果50克，橙子1瓣，葡萄干5克，酸奶15克。

做法：

1.苹果洗净后去皮、核，切小丁；葡萄干泡软；橙子去皮、核，切小丁；将苹果丁、葡萄干、橙子丁一起盛到盘子里。

2.把酸奶倒入水果盘里搅拌均匀即可。

营养点评：

橙子富含维生素C，能提高宝宝免疫力；葡萄干则有补气血的作用。苹果富含维生素、矿物质和糖类，是大脑必需的营养成分。

❤ 香蕉

营养作用

香蕉被称为宝宝的"开心果"，其营养价值高，柔软可口，脂肪含量低，可作为宝宝的加餐水果。果肉中含有糖类、蛋白质、维生素及镁、钙、磷、铁、钾等，不但能补充能量，还可以润肠通便。香蕉中的 B 族维生素含量很高，能使宝宝的皮肤润泽、光滑、细腻。香蕉中富含的镁能使人感受到欢乐与快感，有助于使宝宝的大脑更富有创造力。

宝宝经常适量地吃香蕉，还能有效改善体质，提高身体的免疫力，对生长发育也是很有好处的。

多大的宝宝可以吃

5 个月以上的宝宝就可以吃香蕉了。最初可放入米糊里煮热后，再喂给宝宝，这样宝宝食用比较安全。稍大一点，可以用小勺将香蕉刮成泥，喂给宝宝吃。

这样吃营养好吸收

1. 可以将香蕉肉与其他水果一起榨汁，让宝宝饮用，味道更好，营养更丰富。

2. 香蕉去皮，用勺子压成糊状，加牛奶混合煮食，营养均衡且全面，味道香甜。

经典搭配

香蕉 + 豆奶　有助于补充钙质、润肠通便

香蕉 + 奶酪　促进宝宝生长发育

香蕉 + 冰糖　生津、止渴、通便、润肺

食用宜忌

有消化不良、胃部不适、腹泻症状的宝宝应少吃香蕉，以免加重病情。

推荐食谱

☆**玉米香蕉汁**

材料：香蕉1根，熟玉米粒适量。

做法：

1.熟玉米粒洗净；香蕉去皮，将肉质部分用刀切块。

2.将玉米粒和香蕉块放入榨汁机，榨汁后加热即可。

营养点评：

玉米含有丰富的钙、硒、维生素E等，有健脾益胃、利水渗湿的作用。香蕉富含可溶性纤维，能促进消化吸收，且有镇静的效果，有利于提高宝宝的睡眠。

坚果豆类

♥ 黄豆

营养作用

黄豆富含黄豆磷脂和不饱和脂肪酸，可促进宝宝大脑发育，有健脑益智的作用。另外，黄豆的氨基酸种类含量较全面，尤其赖氨酸含量丰富，与谷类搭配食用可弥补谷类赖氨酸不足的缺陷。

多大的宝宝可以吃

可以将黄豆炒熟研粉，加入到食物中，给 8 个月以上的宝宝食用。

这样吃营养好吸收

将黄豆榨成豆浆，或者做成豆腐给宝宝食用，能够更好地吸收黄豆所含的营养物质。

经典搭配

黄豆＋排骨 补钙、补铁、补蛋白

黄豆＋谷类 营养丰富

黄豆＋玉米 增强胃肠蠕动

黄豆＋枸杞子 增强免疫力，明目益精

食用宜忌

1. 宝宝吃黄豆要少量，多食易致消化不良、造成腹胀。

2. 不能给宝宝吃生黄豆或烹调不熟的黄豆，对宝宝的身体健康有害。

3. 黄豆中含有抑制消化酶的成分，给宝宝食用之前一定要经过充分的浸泡和加热。

推荐食谱

☆黄豆南瓜粥

材料：黄豆10克，南瓜50克，碎米25克，橄榄油、盐各适量。

做法：

1.黄豆洗净泡30分钟；南瓜洗净、切块；碎米洗净，加少许盐和橄榄油，浸泡30分钟以上。

2.取压力锅，加入泡好的碎米、黄豆、南瓜块和适量清水，大火煮30分钟后转小火煮10分钟即可。

营养点评：

黄豆内含亚油酸，能促进宝宝神经系统的发育；其中含铁量丰富，易被人体吸收，对宝宝身体发育及缺铁性贫血极为有益。南瓜有清热解毒、补中益气的作用。

❤ 豆腐

营养作用

豆腐被誉为营养丰富的"植物肉"，是高蛋白食品，可促进宝宝生长，易被宝宝消化和吸收，是宝宝补充植物蛋白质的绝佳选择。而其中所含丰富的大豆蛋白、异黄酮对宝宝的生长同样有非常重要的作用；钙质及维生素 K 可促进宝宝骨骼与牙齿的发育，有安定神志的作用。另外，豆腐中碳水化合物和脂肪含量很少，是低热量的保健食品，能防止宝宝以后出现肥胖。

多大的宝宝可以吃

宝宝满 9 个月后便可以吃一些豆腐，最好滤去水后再食用。如果宝宝易过敏，最好在满 1 岁后再吃。

这样吃营养好吸收

1. 豆腐炖汤食用较好，但一定要选择嫩豆腐，味道才更鲜美，适合宝宝的胃肠吸收，有利于增加宝宝的食欲。

2. 可以将豆腐捣碎后喂宝宝，有利于宝宝对豆腐所含营养物质的充分吸收。

经典搭配

豆腐 + 肉 补钙、补铁、补蛋白，利于宝宝生长发育

豆腐 + 鱼肉 利于促进钙质吸收

豆腐 + 海带 补碘、补钙，对宝宝骨骼、智力发育有益

豆腐 + 黑木耳 润肠通便，提高抗病能力

食用宜忌

1. 给宝宝食用豆腐时，不要同时食用蜂蜜，否则可能导致宝宝出现腹泻症状。

2.由于豆腐性凉，易腹泻的宝宝不要多吃。

推荐食谱

☆豆腐木瓜牛奶汁

材料：嫩豆腐50克，牛奶半杯，木瓜150克，白糖适量。

做法：

1.木瓜洗净，去皮，去子，切块；嫩豆腐切块。

2.将木瓜块、牛奶、白糖、豆腐块放入榨汁机中，加入适量清水，打成汁，倒入杯中即可。

营养点评：

木瓜富含维生素、钙、磷等营养素，具有平肝和胃的作用；牛奶富含蛋白质、钙、维生素，亦有滋润皮肤的作用。

☆豆腐牡蛎汤

材料：豆腐80克，牡蛎肉100克，香菇20克，水淀粉、蒜、芝麻油、食用油、盐、香菜各适量。

做法：

1.豆腐切丁，香菇切片，牡蛎肉清洗干净，蒜切小片。

2.锅置火上，倒入少许油，烧热后炒香蒜片，然后加入切好的香菇翻炒。

3.加入豆腐，放水炖煮，待水开后煮5分钟，加入牡蛎肉大火煮开。

4.用水淀粉勾芡，加入盐调味，淋上芝麻油，撒上香菜即可。

营养点评：

宝宝食用此汤，既可补钙又可补锌，双补齐下，利于宝宝骨骼、牙齿发育，提高免疫力。

♥ 红枣

营养作用

红枣是宝宝补血良品，其中含有蛋白质、脂肪、糖类、维生素、矿物质等营养成分，是理想的保健食物。其含有谷氨酸、赖氨酸、精氨酸等14种氨基酸以及苹果酸等6种有机酸，都很有益于宝宝的健康成长和正常发育。

红枣中还含有类黄酮化合物及磷、钾、镁、钙、铁等多种矿物质，是宝宝生长发育不可缺少的物质；而环磷酸腺苷可帮助宝宝扩张血管，增强心肌收缩力，使宝宝将来有一个健康的心脏；所含糖类和维生素 C 可减轻对宝宝肝脏的损害，促进蛋白合成，增加血清总蛋白的含量。另外，红枣中储藏丰富的钙和铁，能预防宝宝出现贫血，也可以作为宝宝补血的理想食物。

多大的宝宝可以吃

宝宝在 7 个月以后，可以将红枣煮粥给宝宝食用。而由于新鲜红枣易导致宝宝腹泻，所以 1 岁以后方可适当生食新鲜红枣。

这样吃营养好吸收

红枣皮中有丰富的营养成分，给宝宝炖汤时最好连皮一起烹调。但生吃红枣时要去枣皮，因为枣皮不易消化。

经典搭配

红枣 + 牛奶 补钙、补铁，促进骨骼生长

红枣 + 核桃 益智健脑，防治贫血

红枣 + 桂圆 补铁，提高免疫力

红枣 + 油菜 滋润皮肤、补铁

食用宜忌

1. 红枣食用不要过量，否则会引起便秘。

2. 宝宝吃红枣后要多喝水，否则容易出现蛀牙。

推荐食谱

☆红枣黑米豆浆

材料：红枣5颗，黄豆15克、黑米20克，白糖适量。

做法：

1.黄豆和黑米洗净后用水提前泡一晚上。然后将红枣去核，撕成小块。

2.将材料包括泡黄豆和黑米的水都倒入豆浆机中，打成浆。

3.依个人口味加入白糖即可。

营养点评：

黑米含有花青素、β-胡萝卜素，有开胃益中、明目活血的作用；黄豆含卵磷脂，对宝宝大脑发育有帮助。红枣富含铁、钙等，可防止宝宝贫血或缺钙。

❤ 核桃

营养作用

核桃是宝宝的"智力果"，营养丰富，核桃仁有很好的健脑作用，可以促进宝宝的大脑发育和智力提升。核桃中所含的磷脂对脑神经可以起到良好的保健作用。核桃富含 B 族维生素和维生素 E，能润肠、健脑、增强记忆力、润泽肌肤，还有乌发的作用。而核桃含有的不饱和脂肪酸——亚油酸，能增加蛋白质的吸收，提升宝宝的免疫力；另外核桃中锌、锰、铬等的含量也很丰富，铬可以促进葡萄糖的吸收利用、加速胆固醇的新陈代谢和保护心血管。

多大的宝宝可以吃

1 岁以上的宝宝可以适当食用，1 岁以下不适宜食用，避免引起过敏。

这样吃营养好吸收

核桃仁要打成粉或磨成浆再给宝宝食用，或者做成核桃泥亦可，可防止宝宝呛咳。需要注意的是，核桃浆最好煮沸晾凉后再给宝宝吃，以免引起胃肠不适。

经典搭配

核桃 + 大米　健脑、健脾

核桃 + 鱼头　润肤健脑

核桃 + 白菜　润肠通便，防止宝宝便秘

核桃 + 黑芝麻　滋养皮肤，补充钙质

食用宜忌

1. 核桃容易导致上火，有上火症状和腹泻的宝宝不宜吃核桃，会加重症状。

2. 宝宝胃肠较嫩，每天不宜多食核桃，1 个就可以了。

3. 核桃具有润燥滑肠的作用，适合便秘的宝宝食用。另外，核桃有较强的活血化淤的作用，血淤体质的宝宝较适合适当食用。

推荐食谱

☆核桃草莓牛奶露

材料：核桃仁30克，甜杏仁10克，草莓60克，牛奶250毫升，白糖、水淀粉各适量。

做法：

1.将核桃仁、甜杏仁碾碎；草莓洗净，捣汁；

2.锅内加适量水和白糖，中火熬成半透明的糖液，倒入牛奶、甜杏仁碎、核桃仁碎，煮沸，加水淀粉勾芡，将草莓汁倒入奶露中，搅拌均匀即可。

营养点评：

核桃仁能润肠；甜杏仁能平喘；草莓有清热、利尿的作用，对宝宝的身体有益。

♥ 黑芝麻

营养作用

黑芝麻是黑色的天然益智品，其中的维生素 E 能促进宝宝对维生素 A 的利用，与维生素 C 一起能保护宝宝的皮肤健康，促进血液循环，从而降低皮肤感染概率，还可使宝宝的皮肤得到充分的滋养，使皮肤更有弹性。黑芝麻所含的卵磷脂能提高大脑的活动机能，因此可以作为宝宝的健脑食品。黑芝麻中的油脂能润肠通便，对便秘的宝宝有很好的调理作用。

多大的宝宝可以吃

9 个月以上的宝宝可以适当食用黑芝麻了。

这样吃营养好吸收

黑芝麻碾碎后吃，更易于营养的消化吸收，可以给宝宝吃些黑芝麻糊或黑芝麻酱。

经典搭配

黑芝麻 + 核桃　富含磷脂、维生素、矿物质，促进大脑发育

黑芝麻 + 红枣　补铁补血，强肝养肾

黑芝麻 + 山药　健脾补肾

食用宜忌

1. 黑芝麻有润肠通便的作用，平时大便稀、大便次数多的宝宝不宜多食。

2. 宝宝有因脾胃虚弱引起的消化不良症状，不宜吃黑芝麻，避免刺激加大。

3. 便秘的宝宝可以适当喝一些黑芝麻糊，每日喝 1 次，有较好的通便效果。

推荐食谱

☆芝麻红薯饮

材料：黑芝麻20克，红薯80克，熟黄豆粉、白糖各适量

做法：

1.红薯洗净，蒸熟，切丁。

2.将黑芝麻、红薯丁、熟黄豆粉放入榨汁机中，加适量清水，慢速打碎成汁。

3.加入适量白糖搅匀即可。

营养点评：

黑芝麻富含维生素E、必需脂肪酸，红薯富含 β -胡萝卜素、硒、铁等，两者搭配有增强宝宝免疫力的作用。

☆黑芝麻核桃粥

材料：黑芝麻25克，核桃仁2颗，大米25克，白糖适量。

做法：

1.将核桃仁洗净，切碎；大米洗净后用水泡30分钟，使其软化易煮。

2.将核桃碎、黑芝麻连同泡好的大米一起入锅煮至熟烂，加适量白糖即可。

营养点评：

此粥对宝宝大脑发育有积极的促进作用，能开发宝宝智力，锻炼宝宝的思维能力。

菌藻类

💜 黑木耳

营养作用

黑木耳被誉为宝宝胃肠的"清道夫"，其含有丰富的铁元素，能使宝宝的肌肤健康红润，并能预防贫血。黑木耳中所含有一种特殊的多糖，能增加抗体，还有保护心脏的作用。木耳含有特殊的胶质，能够帮助宝宝排出一些异物，从而达到净化胃肠的效果。黑木耳还能清肺润肺，宝宝经常食用，可以预防呼吸系统疾病。

多大的宝宝可以吃

黑木耳适合 1 岁以上的宝宝食用。

这样吃营养好吸收

1. 黑木耳蒸熟食用吸收较好，比较适合宝宝食用，但必须隔水蒸 30 分钟至熟软。

2. 将干木耳用水煮熟后，搅碎成糊状，有利于宝宝对营养的充分吸收。

经典搭配

黑木耳 + 鸡蛋　补充蛋白质、维生素、矿物质，强健骨骼

黑木耳 + 红枣　补铁补血，防治贫血

黑木耳 + 青笋　润肠通便

黑木耳 + 猪肉　补充蛋白质和铁，提高宝宝免疫力

食用宜忌

1. 新鲜木耳有毒素，不能给宝宝吃，以免引起中毒。

2. 黑木耳有滑肠的作用，腹泻的宝宝不能食用。

3. 贫血、体质虚弱的宝宝应适当多食，是很好的营养食品。

推荐食谱

☆木耳蒸鸭蛋

材料：黑木耳15克，鸭蛋1个，冰糖10克。

做法：

1.将黑木耳泡发后，洗净，切碎。

2.鸭蛋打散，加入黑木耳碎、冰糖，添少许水，搅拌均匀后，隔水蒸熟。

营养点评：

黑木耳和鸭蛋两者均有滋阴润肺的作用，一起搭配食用，对缓解宝宝咳嗽很有好处。

☆木耳姜枣花生汤

材料：黑木耳15克，红枣3枚，姜5克，花生10克。

做法：

1.黑木耳提前泡发，花生和红枣浸泡10分钟，红枣洗净，去核；姜切片。

2.锅内放水，加入准备好的材料，大火煮沸，撇去浮沫，用小火煮，到汤汁耗去一半时即可。

营养点评：

宝宝适量饮用此汤，对预防贫血与消化不良，促进智力增长都有很好的效果。

♥ 香菇

营养作用

香菇热量低，蛋白质含量丰富，还含有 7 种人体所需的必需氨基酸，尤其是赖氨酸含量很丰富，可以作为宝宝补充氨基酸的首选食物。香菇中维生素含量丰富，多食能预防流感；其所含的麦角骨化醇可转化为维生素 D，从而促进钙的吸收，对防治宝宝佝偻病和贫血有辅助治疗的作用；α-聚葡萄糖和葡萄糖苷酶能增强宝宝免疫力。另外，香菇还含有大量的亚油酸，可促进宝宝大脑发育。传统医学认为，香菇还有调理脾胃、增进食欲的作用。

多大的宝宝可以吃

香菇适合 8 个月以上的宝宝食用。

这样吃营养好吸收

1. 香菇最好切碎给宝宝煮粥食用，这样香菇的营养流失较少，利于宝宝吸收。

2. 最好选择日晒加工过的香菇给宝宝食用，有利于维生素 D 的吸收。

经典搭配

香菇 + 豆腐　脾胃虚弱、食欲差的宝宝可适量多食

香菇 + 薏米　化痰理气

食用宜忌

香菇比较适宜体质虚弱、胃口不佳、尿频的宝宝食用。

推荐食谱

☆香菇豆腐汤

材料：豆腐80克，鲜香菇40克，冬笋30克，油菜25克，盐1克，香油少许。

做法：

1.豆腐切块，开水中略焯，捞出沥干；鲜香菇去蒂，洗净，切块，沥干；冬笋切片；油菜叶洗净。

2.汤锅中倒水烧沸，放入香菇块、冬笋片、豆腐块煮熟，加盐调味，放入油菜叶，淋入香油即可。

营养点评：

豆腐富含蛋白质，香菇能促进大脑发育，冬笋有增强食欲的功效，油菜可提高宝宝免疫力。

☆香菇玉米汤

材料：鲜香菇3朵，鲜玉米粒、洋葱各30克，高汤、冰糖、奶油、淀粉、食用油各适量。

做法：

1.鲜玉米粒洗净；鲜香菇洗净，切成条；洋葱洗净切条。

2.锅置火上，放油加热，炒鲜香菇条和洋葱条，加入高汤，加入鲜玉米粒，煮开后放适量冰糖。加入奶油，少量淀粉勾薄芡即可。

营养点评：

玉米能够促进胃肠蠕动，防止便秘，加快新陈代谢。香菇可改善食欲不佳、乏力等症状。

💜 海带

营养作用

海带被誉为"补碘高手""含碘冠军"，经常食用能够有效地预防宝宝缺碘，从而避免出现单纯性甲状腺肿大。海带还含有大量的不饱和脂肪酸和膳食纤维，能帮助宝宝清除血液中沉积的脂类，促进其排泄；海带含有的叶酸能协助红细胞的再生。此外，宝宝多食用海带还可提高免疫力，预防疾病。

多大的宝宝可以吃

宝宝到 7 个月大时，可以在海带处理干净后，用水浸软、煮成黏糊喂给宝宝。

这样吃营养好吸收

用海带煮汤，可以将营养素保留在汤中，避免营养流失，使宝宝能充分地吸收。

经典搭配

海带 + 冬瓜　清热、解毒、利尿、消暑

海带 + 豆腐　补碘、补钙

海带 + 生菜　预防便秘，促进宝宝对铁的吸收

海带 + 芝麻　补钙、补碘，促进血液循环

海带 + 猪肉　补铁、补蛋白、补碘，提高宝宝免疫力

食用宜忌

1. 由于海带性凉，不易消化，消化功能不好的宝宝应少吃。

2. 海带富含膳食纤维，有助于促进肠道蠕动，适合便秘的宝宝经常食用。

推荐食谱

☆海带木瓜百合汤

材料：水发海带40克，绿豆15克，木瓜100克，百合20克，猪瘦肉50克，盐适量。

做法：

1. 绿豆和百合洗净；海带洗净，切菱形片；木瓜去皮、去籽、切块；猪瘦肉洗净，汆烫后冲洗干净，切片。

2. 煲内加适量水煮开，放入海带片、绿豆、木瓜块、百合和猪瘦肉片，烧开，小火煲2小时，加盐调味即可。

营养点评：

海带、绿豆搭配木瓜，能清热解毒、清肺润燥。

Chapter *6*

对宝宝生长发育有益
的健康食谱

在给宝宝添加辅食后，爸爸妈妈要学会有意识地通过辅食来调理宝宝的身体，使宝宝身体结实、骨骼强壮、脾胃健康、脑子聪明、眼睛明亮……每一个健康目标都可以通过调节饮食来尽可能地达到，与此同时还要注意一些饮食要点、搭配宜忌。为此，我们针对常见的八大健康目标，为宝宝精心准备了20多款营养美味的食谱，希望可以帮助宝宝健康、茁壮地成长！

健脑益智

　　有健脑益智作用的营养成分有很多种，蛋白质、不饱和脂肪酸、维生素和钙，是组成大脑神经细胞的重要营养物质，保证信息传递的畅通；卵磷脂、B 族维生素、DHA、叶酸、矿物质等，能促进大脑发育，增强宝宝的思维能力和记忆力；碳水化合物能分解成葡萄糖，为宝宝大脑提供能量。

❤ 饮食要点

　　1.经常适量地食用钙、蛋白质、维生素含量多的食物，可给宝宝大脑补充足够的营养物质。

　　2.营养要全面，饮食尽量多样化。

　　3.多摄取富含膳食纤维的蔬菜水果，以促进人体新陈代谢，维持大脑正常的血液供应。

　　4.少吃或不吃含饱和脂肪酸多的快餐食物。快餐食物含脂肪多，会阻碍宝宝大脑的发育，降低宝宝的记忆力。

　　5.不宜吃含糖量过高的食物，容易影响宝宝的智力发育。

❤ 营养搭配公式

　　叶酸 + 铁 = 促进叶酸吸收

　　代表菜式：菠菜炒猪肝

❤ 健脑益智宜吃的明星食物

　　金针菇、鱼、蛋黄、核桃。

❤ 健脑益智宜吃的其他食物

　　大米、面粉、玉米以及小米等谷类；黄豆、豆腐、黑豆等豆类及豆制品；豆油、芝麻油、花生油等植物油；海带、紫菜、贝类等。

❤ 健脑益智忌吃的食物

　　汉堡、炸薯条、炸鸡腿、油条、甜饮料。

　　这些食物过氧化脂质含量很多，会影响宝宝大脑的发育，还会损害脑细胞。

小贴士

核桃、松子、杏仁、榛子等坚果是很好的补脑食物，但宝宝因牙齿未完全发育不方便食用，尤其是 1 岁以下的宝宝。因此，需要将这些食物用磨碎机磨成粉，然后混合配入菜谱或三餐中，可以增加口感，增进宝宝食欲。

推荐食谱

☆黄鱼馅饼

材料：净黄鱼肉50克，牛奶40克，洋葱25克，鸡蛋1个，淀粉10克，植物油、盐各适量。

做法：

1.净黄鱼肉去刺剁成泥，装入碗中；洋葱洗净，切碎，放入鱼泥碗中。

2.鸡蛋打散，搅拌均匀后，倒入鱼泥碗中，再加入牛奶、淀粉和盐，搅拌均匀。

3.平底锅内加油烧热后，将鱼糊倒入锅中，煎成两面金黄即可。

营养点评：

黄鱼肉、牛奶富含蛋白质，鸡蛋富含卵磷脂，对宝宝智力发育很有帮助。

☆蛋黄南瓜小米粥

材料：鸡蛋1个，南瓜50克，小米80克。

做法：

1.南瓜洗净、切块，隔水蒸熟，捣成泥；鸡蛋煮熟，取蛋黄碾碎。

2.锅中加水，煮小米粥。

3.小米粥煮熟后，加入蛋黄碎、南瓜泥，搅匀即可。

营养点评：

蛋黄有健脑作用，南瓜可以开胃，小米可以帮助睡眠，三者搭配，很适合宝宝食用。

☆双菇烩蛋黄

材料：金针菇、香菇各50克，鸡蛋1个，盐、香葱、姜、食用油、鸡汤各适量。

做法：

1.香菇洗净、切块；金针菇切根，择洗干净；香葱切小圈，姜切末。

2.将鸡蛋煮熟，取蛋黄，对半切成两个半块。

3.锅内加水烧开，倒入金针菇、香菇块，稍汆烫。

4.另取锅，烧热放油，待油热后，煸香葱、姜末，加适量鸡汤和盐。放入金针菇、香菇块和鸡蛋黄，炖2分钟即可。

营养点评：

金针菇含有丰富的氨基酸，能够促进宝宝智力的发育。另外，金针菇还可预防口腔溃疡。

☆蓝莓酱核桃块

材料：核桃50克，魔芋粉半小勺（约1.5克），蓝莓果酱、白糖适量。

做法：

1.核桃洗净，提前泡透；蓝莓果酱加适量开水稀释一下。

2.将核桃放入搅拌机，加水打成核桃露，加少许白糖搅匀。

3.核桃露中加入魔芋粉，拌匀，放入锅中加热、煮沸。

4.倒入模具定型后，切块，淋上蓝莓果酱汁即可。

营养点评：

蓝莓富含花青素，能够很好地保护宝宝的视力；核桃则能够促进宝宝大脑的发育。

强壮骨骼

宝宝能健康地成长，很重要的一方面就是身高的增长，即骨骼的发育。而钙是骨骼及牙齿生长并维持其强健的最重要的矿物质，因此，宝宝骨骼的生长与发育必需依赖钙。其他物质如蛋白质、磷、锌等微量元素、脂肪酸（尤其是必需脂肪酸）以及维生素（如维生素 C、维生素 D）等，也是宝宝骨骼发育不可或缺的物质。

❤ 饮食要点

1.适量多食用些肉食。肉食含有促进骨骼发育的营养物质，如维生素、蛋白质、矿物质等。

2.多吃钙、磷和蛋白质含量多的食物。

3.牛奶是宝宝不可缺少的食物。

4.水果蔬菜中含有丰富的维生素、矿物质，不但能促进宝宝生长，对宝宝身体健康也有益处。

5.尽量不吃炸薯条、汉堡等垃圾食物，这些食物会影响其他营养的吸收，从而影响骨骼的健康发育，导致身高增长受阻。

❤ 营养搭配公式

钙 + 维生素 D= 促进钙吸收

代表菜式：鲫鱼炖豆腐

❤ 强壮骨骼宜吃的明星食物

牛奶、豆腐、鱼类、胡萝卜。

❤ 强壮骨骼宜吃的其他食物

大豆、豆浆等豆类及豆制品；火龙果、苹果、猕猴桃、葡萄等水果；紫菜、裙带菜等藻类食物；动物肝脏、心脏等动物性食品。

❤ 强壮骨骼慎吃的食物

菠菜、芦笋、苋菜、苦瓜。

这些食物会影响钙、磷等矿物质的吸收，软化骨骼，不利于骨骼的正常发育。

小贴士

奶制品含有脂肪酸，会影响钙质的吸收，给婴儿补钙最好安排在每天的两次喂奶之间。上午7：00喂第一次奶，11：00喂第二次奶，那么补钙的最佳时间应该在9：00左右。

推荐食谱

☆鱼片炖豆腐

材料：鱼肉片50克，虾仁60克，嫩豆腐100克，青菜心60克，植物油、盐、葱、姜各适量。

做法：

1.将青菜心洗净，切段；虾仁、鱼肉片洗净；嫩豆腐洗净，切成小块；葱、姜分别洗净，切末。

2.锅置火上，放入植物油烧热，下葱末、姜末爆锅，再下入青菜心稍炒，放入虾仁、鱼肉片、豆腐块稍炖一会儿，加入适量盐调味即可。

营养点评：

这道菜不但能补钙，还能健脾胃、增进食欲。

☆胡萝卜酸奶泥

材料：胡萝卜50克，酸奶半杯。

做法：

1.胡萝卜洗净后去皮，再放入榨汁机中搅拌成泥状。

2.将胡萝卜泥加少许水煮开后稍晾凉，兑入酸奶即可。

营养点评：

胡萝卜中类胡萝卜素很丰富，对促进宝宝视力发育很有帮助。酸奶富含钙质和蛋白质，可以强壮宝宝的骨骼。

☆火龙果牛奶

材料：火龙果半个，牛奶200毫升，白糖适量。

做法：

1.火龙果取果肉，切块，果皮留整。

2.火龙果块加牛奶，一同倒入搅拌机，稍微搅拌。食用前，加少许白糖，倒进保留下来的半个火龙果皮中即可。

营养点评：

火龙果含丰富的钙、磷、铁以及β-胡萝卜素、花青素等，有保护眼睛、预防贫血和便秘等多种作用。牛奶富含蛋白质、维生素、钙、镁、硒等营养成分，可以促进宝宝的身高和智力的发育。

☆水果杏仁豆腐羹

材料：杏仁豆腐50克，西瓜、香瓜、水蜜桃各40克，白糖适量。

做法：

1.水蜜桃洗净，去核切丁；香瓜洗净，去皮后切丁；西瓜取果肉去子，切丁；杏仁豆腐切丁。

2.碗中倒入适量开水，加少许白糖调味晾凉。

3.糖水中加入西瓜丁、香瓜丁、水蜜桃丁、杏仁豆腐丁即可。

营养点评：

这款羹能使宝宝皮肤健康又有光泽，有美肤作用，还能润肠通便。

明目护眼

对眼睛和视力有直接影响的营养物质主要有各种维生素和钙，维生素 B_1 可以保护视神经、维持正常视力、预防眼病。维生素 B_2 是保证视网膜和角膜正常代谢的物质。维生素 C 供给晶状体营养，维持晶状体的结构功能。维生素 A 和 β - 胡萝卜素有助于补肝明目，缓解眼睛疲劳。另外，钙是眼部组织"保护器"，硒可以增强视力。

♥ 饮食要点

1. 多吃富含维生素的食物。

2. 饮食和营养要均衡。

3. 适量多食用蛋白质和膳食纤维含量丰富的食物。

4. 少吃含糖多的食物，避免造成血钙减少，影响眼球壁的坚韧度。

5. 眼睛喜凉，不能过多吃温热、油腻的食物。

6. 不能吃辛辣刺激性的食物。

♥ 营养搭配公式

β - 胡萝卜素 + 脂肪 = 促进 β - 胡萝卜素转化成维生素 A

代表菜式：胡萝卜炖羊肉

♥ 明目护眼宜吃的明星食物

蛋黄、牛肉、西蓝花、猪肝。

♥ 明目护眼宜吃的其他食物

胡萝卜、韭菜、菠菜、西蓝花等蔬菜；杏、枣、西瓜、梨、桑葚等水果；小米、小麦、薏米、荞麦等谷物类；鸡肉、牛肉、鱼肉等肉类。

♥ 明目护眼慎吃的食物

大蒜、大葱、洋葱。

辛辣的食物会伤人气血、损目伤脑。

小贴士

　　维生素 A 包括维生素 A 醇和 β - 胡萝卜素。β - 胡萝卜素本身不是维生素，但可以在人体中转化成维生素 A；而用油烹调含 β - 胡萝卜素的食物，或者食用后吃一些含油脂的食物，有利于它的转化，同时利于宝宝吸收。

推荐食谱

☆西红柿蛋黄粥

　　材料：西红柿50克，鸡蛋1个，大米25克。

　　做法：

　　1.将鸡蛋的蛋黄与蛋清分开，取蛋黄调好；西红柿去皮、捣成泥。

　　2.锅置火上，放入适量水，放入大米煮粥。待大米熟时，加入西红柿泥，稍煮，倒入蛋黄液，迅速搅拌，煮沸即可。

　　营养点评：

　　西红柿含有丰富的番茄红素，能够保护宝宝的视网膜健康。蛋黄中含有丰富的维生素A、维生素D，能保护宝宝的视力。

☆糖醋肝条

　　材料：鲜猪肝80克，青椒50克，植物油、葱段、姜片、酱油、料酒、盐、白糖、番茄酱、醋、水淀粉各适量。

　　做法：

　　1.将青椒洗净，切条；鲜猪肝洗净，切条，用水淀粉拌匀。

　　2.锅中倒油烧热，放入猪肝条炒透后放青椒条翻炒片刻，捞出沥油。

　　3.锅留余油，爆香葱段、姜片，再放适量水、酱油、料酒、白糖、番茄酱煮沸，加入炒好的猪肝条、青椒条、醋和盐，炒熟后用水淀粉勾芡即可。

　　营养点评：

　　猪肝中维生素A的含量超过奶、蛋、肉、鱼等食品，能保护眼睛，维持正常视力，防止眼睛干涩、疲劳。除此之外，猪肝含丰富的蛋白质及铁，是贫血儿童较佳的营养食品。

健脾养胃

古语讲脾胃能"运化水谷"，即消化食物并吸收其中的养分，然后供给身体利用。脾胃功能强，身体的抵抗力就强，且不易生病。健康的脾胃能保证宝宝有充足的营养供应，有利于宝宝身体健康，抵抗疾病。维生素 A 可参与糖蛋白的合成，对于胃肠上皮的正常形成、发育与维持有重要作用，对胃黏膜有保护作用。维生素 U（圆白菜、白菜、甘蓝等中含量较多）能够有效抑制和治疗胃溃疡。

♥ 饮食要点

1. 宜吃性平、味甘或温性的食物，如红薯等。

2. 睡前喝适量温牛奶，对胃有保护作用。

3. 饮食规律。

4. 喂宝宝吃饭不能太快，要让宝宝充分咀嚼。

5. 不宜吃太油腻的食物。油腻的食物不但不易消化，还会导致宝宝体内肠道菌群的改变，不利于有益菌的生长，对胃肠不利。

6. 不宜吃寒凉的食物，如雪糕等。

7. 不宜吃太硬或辛辣刺激性的食物。

♥ 营养搭配公式

维生素 E+ 维生素 A= 促进维生素 A 吸收

代表菜式：木瓜炖牛奶

♥ 健脾养胃宜吃的明星食物

鲫鱼、山药、红小豆、红枣、白扁豆。

♥ 健脾养胃宜吃的其他食物

大米、薏米、玉米等谷类；黄豆、赤豆等豆类；苹果、芒果、香蕉等水果；莴笋、南瓜、胡萝卜、芋头等蔬菜类。

❤ 健脾养胃慎吃的食物

辣椒、咖啡、浓茶、油炸食品。

这些食物刺激性较大，对胃不利，甚至会导致胃部黏膜受损。

小贴士

在煮粥时，可将菠菜、圆白菜、青菜、荠菜等青菜切碎，然后同米粥一同煮，做成不同味道的菜粥给宝宝吃，不但可以促进宝宝胃肠的蠕动，加强宝宝的消化功能，还可避免给宝宝的胃肠带来负担，保护宝宝的脾胃健康。

推荐食谱

☆鲫鱼红豆汤

材料：鲫鱼肉100克，红豆30克，葱段、姜片、料酒、盐各适量。

做法：

1.红豆洗净；鲫鱼肉洗净，用料酒腌渍10分钟。

2.红豆放入锅内，加水，大火煮开后，用小火煮至红豆七成熟时，加入鲫鱼肉、葱段、姜片，大火煮开后，换小火煮30分钟。加入适量盐调味，即可关火。

营养点评：

红豆有补气养血的作用，鲫鱼有补中益气的作用，二者同食可使得补气效果更佳。

☆红枣炖兔肉

材料：兔肉100克，红枣5颗，姜、葱、白糖各适量。

做法：

1.红枣洗净，去核；葱洗净，切段；姜洗净，切片；兔肉洗净，切块。

2.将兔肉块放入炖锅内，放入姜片、葱段、红枣及白糖，加水1500毫升，将锅置大火上烧沸，再用小火炖煮1小时即可。

营养点评：

红枣能养血、养胃；兔肉可补中益气、活血滋阴。本食谱可健脾养胃、养血益气。

排毒通便

膳食纤维又被称为"血液净化剂""胃肠清道夫"，能够帮助身体清除肠道中的废物。富含膳食纤维的食物被称为人体的"排毒剂"。另外还有绿叶蔬菜含有丰富的膳食纤维、维生素 A、B 族维生素、维生素 C、烟酸等，能够保护肝脏，促进食物的消化。维生素 A、维生素 C 等能够帮助身体顺利排毒，让身体轻盈。烟酸能促进身体新陈代谢，增强解毒功能。

❤ 饮食要点

1. 多吃富含膳食纤维的食物，促进胃肠蠕动。

2. 饮食宜清淡、易消化。

3. 多喝水，促进尿液排泄。

4. 适量多食蔬菜水果。

5. 宝宝多食一些利于肠道的食物，如酸奶。

6. 给宝宝少吃胆固醇含量较高的食物，如动物内脏。

7. 不宜吃油炸食品。

❤ 营养搭配公式

维生素 B_1+ 维生素 B_2+ 维生素 B_6≈B 族维生素

代表菜式：菠菜鸡肝泥

❤ 排毒通便宜吃的明星食物

黑木耳、绿豆、红薯、大白菜。

❤ 排毒通便宜吃的其他食物

山药、玉米、燕麦、小米等谷薯类；芹菜、小白菜、南瓜等蔬菜；猕猴桃、柠檬、荔枝、葡萄、苹果等水果。

❤ 排毒通便慎吃的食物

方便面、烤鸭、炸鸡腿。

这些食物所含的脂肪含量高，不易消耗，易积聚在宝宝体内，不容易排出体外，从而不利于宝宝的代谢。

小贴士

尽量不要给宝宝吃膨化食品。因为膨化食品含有大量的人工色素、糖精以及铝、铅等物质，会导致宝宝认知障碍、发育迟缓，还会损害神经系统，且这些物质会在宝宝体内形成废物聚积，不易排出，对宝宝产生更多的危害。另外，一些碳酸饮料，如可乐，也不要给宝宝喝。

推荐食谱

☆绿豆银耳羹

材料：银耳25克，绿豆30克，冰糖、枸杞子各适量。

做法：

1.绿豆提前泡发，洗净；枸杞子洗净；银耳洗净、泡开，撕成小朵。

2.锅中加水，放入泡好的绿豆、银耳，大火烧开后转小火。炖20分钟后，加适量冰糖熬化，撒上枸杞子即可。

营养点评：

绿豆有排毒的作用，宝宝可以适量食用。这道菜品对于气血不足、脾胃虚弱、食少乏力的宝宝也有很大的补益作用。还可以补气血、健脾胃。

☆冬瓜白菜汤

材料：冬瓜80克，小白菜50克，盐1克。

做法：

1.小白菜洗净，去根，切小段；冬瓜去皮、瓤，洗净，切小块。

2.锅中放入适量清水烧开，放入冬瓜块，小火煮5分钟左右。最后放入小白菜段煮熟，加盐调味即可。

营养点评：

小白菜富含膳食纤维，有助于帮助宝宝消化食物，促进胃肠蠕动，防治便秘。冬瓜有清热解毒、利湿利尿的作用。

☆木耳青菜鸡蛋汤

材料：新鲜青菜100克，鸡蛋1个，黑木耳适量，盐、香油各适量。

做法：

1.黑木耳提前泡发，撕小朵；鸡蛋打散；新鲜青菜洗净切段。

2.锅中加水，置火上大火烧开。加入青菜段、黑木耳烧开。烧开后倒入鸡蛋液，边倒边搅拌。

3.加入适量盐，关火，淋适量香油即可。

营养点评：

青菜、黑木耳都含有较为丰富的膳食纤维，能够促进宝宝体内的废物排出，还能预防宝宝便秘。

☆香蕉泥拌红薯

材料：香蕉30克，红薯60克，原味酸奶半杯。

做法：

1.香蕉用勺子压成泥；红薯洗净，加适量清水煮熟，去皮切成小方块。

2.红薯块盛在盘中，将香蕉泥和原味酸奶拌匀，倒在红薯块上拌匀即可。

营养点评：

香蕉、红薯与酸奶三者搭配给宝宝食用，可以增进宝宝的食欲，并有润肠通便的作用。

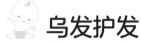 乌发护发

铜是头发合成黑色素必不可少的元素；锌在抗衰老方面有重要作用；铁是构成血红蛋白的主要元素，血液是养发的根本。优质蛋白质、维生素 C、维生素 E 和 B 族维生素是营养头发的基本营养成分。此外，酪氨酸、泛酸、碘等也有维持头发健康的作用。

❤ 饮食要点

1. 吃些富含 B 族维生素、维生素 C 的食物，可使头发呈现自然的光泽，同时有利于头发的生长。

2. 多给宝宝吃富含蛋白质的食物，如大豆类、蛋类等，促进头发生长。

3. 妈妈们要适量给宝宝添加含碘丰富的食物，比如海带、紫菜等。

4. 多让宝宝吃碱性的食物，如芹菜、白菜、柑橘等，可以改善宝宝头发发黄的情况。

❤ 营养搭配公式

铁 + 维生素 C= 促进铁吸收

代表菜式：小白菜猪肉丸汤

❤ 乌发护发宜吃的明星食物

黑芝麻、核桃、鱼类、海带。

❤ 乌发护发宜吃的其他食物

瘦肉、蛋奶类、动物肝脏、豆类、虾蟹、核桃、黑木耳、黑豆、黑枣等。

❤ 乌发护发慎吃的食物

碳酸饮料、冰淇淋、糕点、汉堡。

这些食物会影响头发生长，导致头发发黄、头皮增多、掉发断发等现象。

小贴士

妈妈们要保证宝宝的日常饮食中蛋奶、鱼肉、虾、豆制品、蔬果等各种食物的合理摄入与科学搭配，如头发黄的宝宝可以选择喝加锌奶粉，不能一味地补充某一种或几种对头发好的食物，而含碘丰富的紫菜、海带也应适当给宝宝食用。

推荐食谱

☆黑芝麻小米粥

材料：黑芝麻10克，小米30克，白糖适量。

做法：

1.黑芝麻洗净，晾干，研成粉；小米洗净。

2.锅置火上，加入适量清水，放入小米，大火烧沸，转小火熬煮。小米熟烂后，加白糖调味，慢慢放入黑芝麻粉，搅拌均匀即可。

营养点评：

小米可滋养宝宝脾胃，黑芝麻有助于加速人体的代谢，滋养肝脏，可改善头发发黄现象，让头发乌黑、有光泽。

☆核桃豌豆羹

材料：核桃仁、豌豆各30克，藕粉10克，白糖5克。

做法：

1.豌豆煮熟烂，捣成泥。核桃仁去皮，炸透，剁成末。

2.锅中加水煮开，加适量白糖和豌豆泥，搅匀煮开。加入藕粉搅拌成糊状，撒上核桃仁末即可。

营养点评：

豌豆富含膳食纤维，能促进胃肠蠕动，起到清洁肠道的作用。核桃中含有铜、B族维生素和维生素E，能够让宝宝的头发健康黑亮。

清热去火

有些营养成分如柠檬酸、维生素 B_1、维生素 B_2，维生素 C 以及钾，有润燥、清火、解热的作用。

♥ 饮食要点

1. 宜吃富含维生素 B_6 的食物，如马铃薯、牛肝、猪腰、香蕉等。

2. 饮食宜清淡，合理饮食。

3. 多食用能清热解毒的食物，如冬瓜、苦瓜、梨、猕猴桃等。

4. 多喝水或富含营养的汤汁。

5. 不宜给宝宝吃过于温燥的食物。

6. 忌给宝宝食用油腻、辛辣刺激的食物。

♥ 营养搭配公式

钙 + 钾 = 促进钠排出

代表菜式：薏米冬瓜汤

♥ 清热去火宜吃的明星食物

西瓜、荸荠、绿豆、苦瓜。

♥ 清热去火宜吃的其他食物

黄瓜、冬瓜、丝瓜、茄子等蔬菜；香蕉、梨、桑葚、石榴等水果；薏米、大麦、小米、荞麦等谷物。

♥ 清热去火慎吃的食物

辣椒、油炸食品、杏、荔枝、桂圆、榴莲、韭菜。

这些食物本身就性热，多食会导致宝宝出现心烦气躁的症状，使上火加重。

小贴士

　　宝宝若饮食不合理，易引起上火；宝宝食量太小，会使大便减少，从而使得宝宝腹肌和肠肌不发达，引发便秘。妈妈们在平时的饮食中应保证宝宝饮食的全面性、合理性，避免宝宝偏食、挑食等。

推荐食谱

☆银耳莲子绿豆羹

　　材料：水发银耳20克，莲子、绿豆各15克，冰糖、枸杞子各适量。

　　做法：

　　1.绿豆、莲子洗净，煮熟，捞出豆皮。

　　2.银耳洗净，撕碎，放入煮好的莲子和绿豆中，中火煮10分钟左右，银耳将溶化时加入冰糖和枸杞子稍煮即可。

　　营养点评：

　　银耳、莲子和绿豆搭配，具有较好的清热解毒作用。

☆苦瓜蛋花汤

　　材料：苦瓜半个，鸡蛋1个，盐、生抽各适量。

　　做法：

　　1.苦瓜去籽、洗净切片，用适量盐腌2分钟；鸡蛋打散成蛋液。

　　2.锅内加水，大火烧开，放入苦瓜片，小火煮沸。

　　3.将鸡蛋液倒入锅内，搅拌均匀，加适量盐、生抽调味即可。

　　营养点评：

　　苦瓜有清热解毒的功效，搭配鸡蛋食用，还可以补充蛋白质、钙等营养素。

增强免疫力

与人体免疫相关的主要营养成分有维生素 A、维生素 C 以及铁、锌、硒等矿物质。维生素 A 能促进糖蛋白合成，糖蛋白是细胞膜和免疫球蛋白的组成成分。维生素 A 摄入不足，呼吸道上皮细胞缺乏抵抗力，容易患病。体内维生素 C 减少，人体的抵抗力也随之减弱，易患病。除此之外，锌、硒等多种元素都与人体的免疫功能有关。

♥ 饮食要点

1. 多给宝宝食用富含锌、硒的食物。

2. 营养要全面，饮食要多样化。

3. 鼓励宝宝多喝水，以白开水为佳。

4. 多吃富含蛋白质的食物，如猪瘦肉、蛋奶类，可以提高宝宝的免疫力。

5. 铁质可以增强免疫力，可以给宝宝适量添加含铁丰富的食物。

6. 常吃新鲜的蔬菜和水果。

7. 引导宝宝少吃各种油炸、熏烤、过甜的食品。

♥ 营养搭配公式

硒 + 维生素 E= 促进硒吸收

代表菜式：西红柿烧豆腐

♥ 增强免疫力宜吃的明星食物

鱼类、香菇、西蓝花、黑芝麻。

♥ 增强免疫力宜吃的其他食物

小米、燕麦、玉米、糯米等谷物类；油菜、黄瓜、芹菜、西蓝花等蔬菜类；黄豆、豆腐、豆芽、豆腐干等豆类及其制品；牛奶等乳制品类。

♥ 增强免疫力忌吃的食物

油炸食物、奶油、烧烤食物，这些食物会影响食欲，导致免疫力下降，宝宝常吃则容易生病。

小贴士

宝宝的饮食宜多样化、易消化、水分充足，且营养丰富。另外要防止宝宝出现偏食、挑食等不良习惯，爸爸妈妈可通过改变食物的色、香、味等，提高宝宝的食欲，以增强宝宝的免疫力。

推荐食谱

☆香菇蒸蛋

材料：鸡蛋1个，干香菇2朵，盐1克。

做法：

1.将干香菇用水泡发、沥干、去蒂，切成细丝。鸡蛋打散，加适量水和香菇丝并搅匀，加盐调味。

2.放入蒸锅中，蒸8~10分钟即可。

营养点评：

干香菇富含硒元素，对提高宝宝免疫力有益。鸡蛋可以帮助补充宝宝身体所需的营养物质。

☆西蓝花香蛋豆腐

材料：西蓝花50克，熟咸鸡蛋1个，香菇60克，豆腐1块，高汤适量，淡奶油50毫升。

做法：

1.香菇洗净，切块；西蓝花洗净，切小朵；熟咸鸡蛋剥壳、切碎蛋白，碾碎蛋黄；豆腐洗净，切块。

2.锅中加水煮沸，加高汤、西蓝花、香菇块和咸蛋煮开，然后继续煮10分钟。倒入淡奶油，放入豆腐块，煮开即可。

营养点评：

这道菜口感香醇，营养丰富，能增强宝宝免疫力，还可预防宝宝皮肤干燥。

☆淮山百合鲈鱼汤

材料：鲈鱼1条，淮山药25克，干百合10克，枸杞子、姜片、盐、料酒各适量。

做法：

1.干百合浸泡20分钟；淮山药、枸杞子洗净；鲈鱼去鳞和刺、洗净、切块。

2.砂锅内加水煮开，放入淮山药、百合，小火煮10分钟。

3.将姜片和枸杞子、鲈鱼块放入砂锅，小火炖30分钟，最后加料酒和盐调味即可。

营养点评：

鲈鱼能益脾胃、补肝肾，有助于辅助治疗消化不良；淮山药也有补脾养胃、生津益肺的作用。

☆黑芝麻杏仁蜜

材料：黑芝麻60克，甜杏仁50克，白糖30克，蜂蜜30毫升。

做法：

1.黑芝麻炒香，研碎成末；甜杏仁捣成泥。取一瓷盆，放入黑芝麻末、甜杏仁泥、蜂蜜和白糖，放入锅内，隔水蒸2个小时。

2.食用前，取2匙，配与温开水饮用。

营养点评：

此蜜经常给宝宝饮用，能够起到润肺止咳的作用，对宝宝的肺、肝脏以及肾脏都有很好的补益作用，还有增强免疫力的作用。

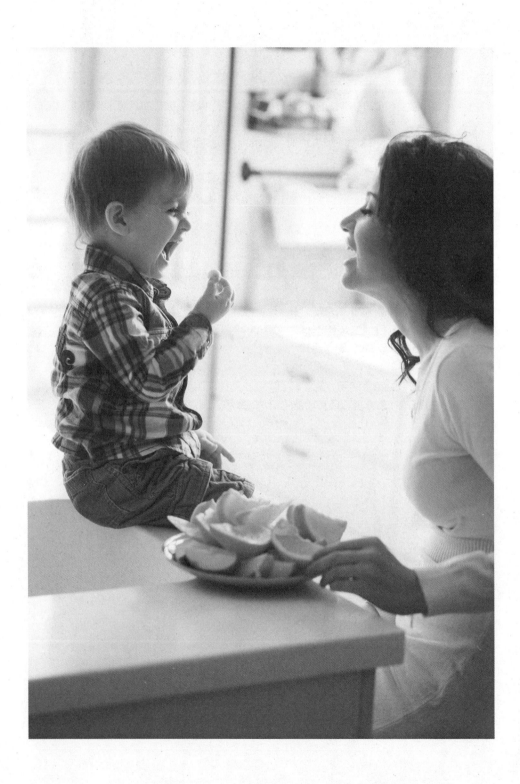

Chapter **7**

宝宝不舒服、生病了这样吃

宝宝不舒服、生病了怎么办？这时候需要注意的是，不管是选择去医院还是在家护理，对于一些通过食疗也能康复的病情，应尽量不去选择通过打针、吃药的方式来治疗，因为"是药三分毒"，孩子还小，有些药物的副作用可能甚至超过了疾病本身对宝宝身体的危害。本章针对0~3岁宝宝常见的19种疾病或症状，给出科学的分析和应对办法，推荐对症的食谱，帮助宝宝增强自身的免疫力，尽快恢复健康。

水痘

❤ 说明

水痘是由水痘－带状疱疹病毒初次感染引起的急性传染病，以发热及成批出现周身性红色斑丘疹、疱疹、痂疹为特征。冬春两季多发，其传染力强，接触或飞沫均可传染，易感儿发病率可达 95% 以上。该病为自限性疾病，痊愈后可获得终身免疫，也可在多年后感染复发而出现带状疱疹。

❤ 宜

1. 保持室内通风，但同时要注意防止患儿受凉。

2. 注意用具消毒与清洁，同时勤换衣被，保持皮肤清洁。

❤ 忌

1. 忌食热性水果及油炸类食物，如桂圆肉、荔枝、炸鸡等。

2. 忌食辛辣刺激性食物，如辣椒、大蒜、茴香、胡椒等。

推荐食谱

☆丝瓜香菇汤

材料：丝瓜60克，鲜香菇20克，高汤200毫升，盐2克，姜末、葱花各适量。

做法：

1. 洗好的鲜香菇切丝；去皮洗净的丝瓜切成小块。

2. 用热油起锅，下入姜末爆香；放入香菇丝，翻炒几下至其变软；放入丝瓜块，翻炒均匀，待丝瓜析出汁水后注入备好的高汤，搅拌均匀，用大火煮至汤汁沸腾。

3. 加入盐调味，续煮至入味。关火后盛入汤碗中，撒上葱花即成。

营养点评：

本品有清热解毒、生津止渴的作用，适合出水痘的宝宝食用。

过敏

♥ 说明

过敏反应是指已经产生免疫的机体在再次接受相同抗原刺激时所发生的组织损伤或功能紊乱的反应。过敏性疾病包括过敏性鼻炎、过敏性哮喘及某些皮肤病等。

♥ 宜

1. 当宝宝出现皮肤过敏后用冷开水清洁面部，在还没有完全抹干水分时涂上薄薄的凡士林，并使其身处阴凉环境下，能迅速镇静皮肤。

2. 春季导致过敏性疾病的主要原因是花粉，所以春季要小心不要让皮肤裸露在外面，并且要避免去花粉过多或灰尘较多的场所。

♥ 忌

1. 由食物引起的过敏性疾病，是因为吃了不适合的食物，尤其像牛奶、奶酪等乳制品。

2. 鱼、虾、蟹等海鲜类食物易引起过敏，妈妈应了解宝宝的身体状况，避免给其食用。

推荐食谱

☆红枣汤

材料：红枣10枚。

做法：

将红枣洗净，加水2碗，浓煎成一碗。吃枣喝汤，早晚空腹食用。

营养点评：

补脾胃、益气血。适宜脾胃较弱的宝宝食用，有助于改善宝宝的消化吸收能力，提高宝宝的身体免疫力。

湿疹

♥ 说明

湿疹的发生与婴儿体质有关，加上喂养不当，内生湿毒，外受风邪，脾失健运所致，所以患湿疹常常是宝宝消化不良的反应。湿疹好发部位是前额、头皮、脸部等处，有时遍及周身。开始时皮肤发红，继之出现红色细小点状丘疹，随后变化形成痂盖。

♥ 宜

1. 湿疹患儿宜穿纯棉的衣服，清洗衣服时要使用非生物性的制品。

2. 可将不刺激的润肤膏涂于患处。让患处保湿有助于减少瘙痒，患儿自然不会抓得那么厉害，可减少患处恶化。

3. 患儿的饮食应清淡，可选择新鲜的蔬菜制成菜泥、菜汤和粥食用；有的宝宝因缺少不饱和脂肪酸而引起湿疹，可补充些麻油。

♥ 忌

患儿的食物应少加盐和糖，忌食辛辣、刺激性食物。

推荐食谱

☆雪梨莲藕蜂蜜汁

材料：雪梨150克，莲藕200克，蜂蜜10克。

做法：

1.将洗净去皮的雪梨、莲藕分别切成丁，备用。锅中注入适量清水，大火烧开，倒入梨丁、莲藕丁，搅散，煮至其七八成熟，捞出备用。

2.取榨汁机，倒入莲藕丁、雪梨丁，加入适量水榨汁，加入蜂蜜，再次选择"榨汁"功能，搅拌均匀即可。

营养点评：

本品具有生津润燥、清热化痰的作用，能清热祛湿，适宜患湿疹的宝宝食用。

腹泻

❤ 说明

　　发生腹泻的小儿多是 2 岁以下的宝宝，6 ～ 11 个月的宝宝发病较多。主要表现为排便次数明显增多、大便稀薄，或伴有发热、呕吐、腹痛等症状。轻微的腹泻多数由饮食不当或肠道感染引起，较严重的腹泻多由致病性大肠杆菌或病毒感染引起，大多伴有发热、烦躁不安、精神萎靡、嗜睡等症状，此时应及时就医。

❤ 宜

　　1. 及时补充水分，防止脱水。

　　2. 腹泻期间宝宝的饮食宜清淡，可以喂白粥，也可用纤维含量少的蔬菜、豆腐、海鱼等食材做成食物。

❤ 忌

　　1. 忌食脂类含量高的油腻食物，如肥肉、动物内脏、蛋类等。

　　2. 忌食膳食纤维含量高、生冷的蔬果，如菠萝、梨、白菜、竹笋等。

推荐食谱

☆芋头粥

　　材料：水发大米30克，芋头80克。

　　做法：

　　1.将洗净去皮的芋头切成丁，备用。砂锅中注入适量清水烧开，倒入洗净的大米，搅拌片刻，倒入芋头丁，搅拌均匀，烧开后转用小火煮约40分钟至食材熟软。

　　2.关火后将煮好的粥盛出，装入碗中即可。

　　营养点评：

　　芋头具有增强免疫力、保护牙齿、止泻等作用，适用于腹泻的小儿。

贫血

❤ 说明

　　缺铁性贫血的主要表现为皮肤黏膜逐渐苍白（嘴唇、指甲颜色表现最明显），呼吸、心率增快；食欲下降、恶心、腹胀、便秘；精神不振，注意力不集中，智力下降、情绪易激动等。病程长的患儿还会出现头痛、头晕、眼前有黑点等症状。患病时间长的患儿常常会出现容易疲劳、毛发干枯、生长发育落后等症状。

❤ 宜

　　1.补充含铁食物，如加铁的婴儿配方奶粉、含铁的米片或含铁的维生素滴剂等。同时，还要补充富含维生素C的食物，比如西红柿汁、菜泥等，以促进铁的吸收。

　　2.当宝宝开始吃固体食物后，也要适当多食用含铁的食物，如鸡蛋黄、米粥、菜粥等。

　　3.足月儿从4～6个月开始（不晚于6个月），早产婴及低体重儿从3个月开始补充含铁食物。最简单的方法即在医生指导下在奶粉中或辅食中加硫酸亚铁，母乳喂养儿则每日加1～2次含铁谷类。

❤ 忌

　　1.不宜吃素，不宜偏食。

　　2.菠菜、茭白、空心菜等含草酸较多的蔬菜不宜多吃。

　　3.忌茶、咖啡、柿子、桑葚等含鞣酸多的食物，这些食物会影响宝宝对铁的吸收。

　　4.应避免食用大量的糖，因过量食用糖会阻碍铁质的吸收。

　　5.人工喂养儿在6个月以后，若喂不加铁的牛奶，总量不可超过750毫升，否则就挤掉了含铁食物的摄入量。

推荐食谱

☆猪肝瘦肉粥

材料：猪肝30克，猪瘦肉50克。大米100克，油、盐各适量。

做法：

1.将猪肝、猪瘦肉洗净、剁碎，加适量油、盐拌匀。

2.将大米洗干净，放锅中，加清水适量，煮至粥将熟时，加入拌好的猪肝、猪瘦肉，再煮熟即可。

营养点评：

本品含丰富的铁元素，利于吸收，对宝宝贫血有防治作用。

☆四彩珍珠汤

材料：面粉50克，猪瘦肉30克，鸡蛋1个，菠菜、紫菜、油、葱末、姜末、盐、酱油各适量。

做法：

1.将面粉放入盆内，用筷子蘸水拌入面粉中，边加水边拌匀面粉，使之拌成小疙瘩。将猪瘦肉剁成肉末；菠菜用开水焯一下，控去水，切成小段；将鸡蛋打入碗中搅散，备用。

2.热锅入油，放点葱末、姜末，下肉末煸炒，再放少许酱油，添入适量水烧开。再放入小面疙瘩，用勺搅拌均匀，煮熟。然后倒入鸡蛋液，放入菠菜段、紫菜及适量盐，稍煮片刻即成。

营养点评：

本汤营养丰富，富含铁、蛋白质、碳水化合物，利于宝宝生长发育，可促进铁的吸收。

便秘

♥ 说明

小儿便秘一般都是暂时性的，便秘症状较明显，而习惯性便秘症状没那么明显，也很容易被忽略。习惯性便秘多因脾胃虚弱所致，主要表现为排便困难，或大便先干后稀，并伴有形体消瘦、倦怠乏力、食欲缺乏等症。

♥ 宜

1.手掌向下，平放在宝宝脐部，按顺时针方向轻轻推揉。这样能加快肠道蠕动，并有助于消化，进而促进排便。

2.要预防宝宝便秘，父母应该培养孩子良好的饮食习惯，不偏食，还要养成良好的排便习惯。

3.吃奶的宝宝便秘时，可加滑肠食品，如橘子汁、红枣汁、白菜汁等。

4.小儿便秘可多食苹果、山药、银耳等食物，有助于缓解便秘。

♥ 忌

1.小儿便秘后不适宜食用白糖、柿子、高粱、莲子、糯米，糖会减弱胃肠道的蠕动，食用柿子后会减少肠液分泌，高粱及莲子的收涩固肠作用较强，都会使便秘加重；食用糯米不易消化，而且易使人生热，导致大便干燥、坚硬。

2.应少吃蛋白质或钙质过多的食物，此类食物易使大便成碱性，干燥而量少，难以排出，所以应减少食用。

推荐食谱

☆**松子银耳稀饭**

材料：松子仁15克，水发银耳50克，软米饭60克，盐适量。

做法：

1.烧热炒锅，倒入松子仁，用小火翻炒香，盛出，备用。

2.准备榨汁机，将松子仁倒入杯中，磨成粉末，装入小碟中。把泡发洗好的银耳去除根部，切成小块。

3.汤锅中注入适量清水，倒入银耳，用大火煮沸；倒入软米饭，拌匀，煮开后转小火煮20分钟至软烂；倒入松子仁粉，加入适量盐，拌匀调味即可。

营养点评：

松子仁具有润肠通便的作用，与滋阴润肺的银耳同食，可防治宝宝便秘。

流涎

♥ 说明

流涎指宝宝流口水，是婴幼儿最常见的疾病之一，多见于 1 岁左右的宝宝，常发生于断奶前后，以流口水较多为特征。传统医学认为该病是脾胃虚弱或脾胃湿热引起的。由脾胃虚弱导致的小儿流涎表现为流涎清稀、饮食减少、大便稀薄、舌质淡红等症状；由脾胃湿热导致的小儿流涎表现为小便黄赤、舌苔红等。

♥ 宜

1. 注意观察宝宝的表现，找出流涎的原因。

2. 脾胃虚弱引起的小儿流涎，饮食上要节制。

3. 脾胃湿热引起的小儿流涎，可用温开水调匀石榴汁，涂于口腔。

♥ 忌

1. 忌食辣椒、洋葱、姜、大蒜、胡椒等辛辣食物。

2. 不要饮太多汤，不要大量喝水。

推荐食谱

☆山药蛋泥

材料：鸡蛋1个，山药100克。

做法：

1.将去皮洗净的山药切成薄片，放入蒸盘中，待用。蒸锅上火烧开，放入蒸盘，再放入装有鸡蛋的小碗，用中火蒸约15分钟，取出晾凉。把山药放入杵臼捣成泥状，盛放在碗中；将熟鸡蛋去壳，取蛋黄，放在小碟子中。

2.将蛋黄放入装有山药泥的碗中压碎，搅拌至两者混合均匀即成。

营养点评：

本品能健脾益胃，适用于因脾胃虚弱所致的小儿流涎。

遗尿

♥ 说明

遗尿是指3周岁左右的宝宝在睡觉时小便自遗、醒后方觉的一种病症，俗称"尿床"。多数患儿易兴奋、性格活泼、活动量大、夜间睡眠过深、不易醒，遗尿在睡眠过程中一夜发生1~2次或更多。

♥ 宜

1. 对于遗尿患儿要耐心教育引导，切忌打骂、责罚，鼓励患儿消除怕羞和紧张情绪，建立起战胜疾病的信心。

2. 晚饭后注意控制饮水量。在夜间经常发生遗尿的时间之前，及时唤醒患儿起床排尿，坚持训练1~2周，可改善遗尿现象。

♥ 忌

1. 慎食辛辣及刺激性食物，如辣椒、咖喱、姜、肉桂等。

2. 忌食多盐、多糖、生冷的食物。

推荐食谱

☆核桃莲子桂圆粥

材料：水发糙米50克，莲子30克，桂圆肉10克，核桃仁20克。

做法：

1. 砂锅中注入适量清水烧开。

2. 放入洗好的莲子、桂圆肉、核桃仁、糙米，搅拌均匀，用小火煮约30分钟至食材熟透。盛出装入碗中即可。

营养点评：

本品有益心补肾、固精安神的作用，对遗尿的宝宝有一定的食疗作用。

夜啼

♥ 说明

宝宝白天能安静入睡，入夜则啼哭不安，时哭时止，或每夜定时啼哭，甚则通宵达旦，称为夜啼。多见于新生儿及6个月内的婴儿。宝宝脾寒腹痛是导致夜啼的常见原因，常因孕妈妈身体虚寒、恣食生冷、脾寒内生，或因护理不当、腹部中寒，或用冷乳哺食、中阳不振，以致寒邪内侵，不通则痛，因腹痛而啼哭。

♥ 宜

1. 注意保持周围环境安静，检查衣物中有无异物刺伤皮肤。

2. 有些婴儿因不良习惯而致夜间啼哭，要注意加以纠正。

♥ 忌

1. 宜给宝宝食用补脾胃的食物，如鸡肉、牛肉、山药、红豆、胡萝卜、西红柿等。

2. 忌食辛辣刺激或油腻的食物，以免加重夜啼症状。

推荐食谱

☆鸡丁山药米糊

材料：山药60克，鸡胸肉40克，大米30克。

做法：

1. 鸡胸肉、山药分别切丁备用。

2. 取榨汁机，把鸡肉丁放入杯中搅碎；然后把山药丁和清水一起倒入杯中，榨取山药汁；将大米放入杯中磨成米粉。

3. 汤锅中注入适量清水，倒入山药汁，加入鸡肉泥，拌煮至沸腾；米粉用水调匀后倒入锅中，用勺子持续搅拌1分30秒，煮成米糊即可。

营养点评：

本品具有补中益气、健脾补虚、益心安神的功效，有助于舒缓宝宝的情绪，对夜啼有辅助治疗的作用。

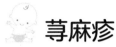 # 荨麻疹

💛 说明

　　荨麻疹是一种小儿常见的过敏性皮肤病。宝宝在接触过敏源的时候，会在身体不特定的部位，出现一块块形状、大小不一的红色斑块，这些产生斑块的部位，会发痒。引起荨麻疹的原因很多，细菌、病毒、寄生虫都可能成为过敏源，花粉、灰尘、化学物质，甚至有些食物也能成为过敏源。

💛 宜

　　1.注意天气变化，做好保暖工作，以免引起寒冷性荨麻疹。

　　2.可用冷敷减轻瘙痒，也可用炉甘石洗剂或氧化锌洗剂清洗皮肤。

💛 忌

　　1.忌食鱼、虾、蟹、贝类、蛋类、笋等容易导致过敏的食物。

　　2.忌食牛奶及奶制品，冷饮、汽水、雪糕等食品也不要吃。

　　3.不要让孩子用手抓挠患处，以免越抓越痒。

推荐食谱

☆土豆碎米糊

　　材料：大米35克，土豆50克。

　　做法：

　　1.将去皮洗净的土豆切成丁，装入盘中备用。取榨汁机，将土豆丁放入杯中，加入适量清水，选择"搅拌"功能，将土豆榨成汁，倒入碗中，备用。然后将大米放入搅拌杯中，将大米磨成米粉，盛出备用。

　　2.把锅置于旺火上，倒入土豆汁，煮开后调成中火，加入米粉，用汤勺持续搅拌，煮1分30秒至成黏稠的米糊即可。

　　营养点评：

　　土豆有解毒消肿的作用，与大米一起食用，对小儿湿疹、荨麻疹有一定的缓解作用。

流感

♥ 说明

发生于婴幼儿的流行性感冒（简称流感），是流行性感冒病毒引起的常见急性呼吸道传染病。流感的主要临床表现为突发高热、头痛、全身酸痛、乏力及呼吸道炎症、咳嗽、咽痛等。

♥ 宜

1. 充分休息对于感冒的治疗至关重要，要尽量适当减少户外活动，别让宝宝疲乏。

2. 照顾好宝宝的饮食，让宝宝多喝水，充足的水分能使鼻腔的分泌物稀薄一点，也容易清洁。

♥ 忌

1. 少吃荤腥食物，忌服滋补性食品。

2. 忌吃辣椒、狗肉、羊肉、甜食、咸食及生冷食物。

推荐食谱

☆白玉金银汤

材料：鸡蛋1个，豆腐50克，西蓝花30克，鲜香菇20克，鸡胸肉30克，盐1克，葱花、水淀粉各适量。

做法：

1.鸡胸肉切丁，加盐腌渍；鸡蛋打入碗中搅散；鲜香菇切丝；西蓝花切小朵；豆腐切块。西蓝花、豆腐块汆水，待用。

2.用热油起锅，倒入香菇丝炒软；加水、鸡肉丁、豆腐块，待汤汁沸腾时放入西蓝花，倒入水淀粉，边倒边搅拌。倒入鸡蛋液，煮至全部食材熟透，撒入葱花即成。

营养点评：

本品能增强免疫力，适合患流感的宝宝食用。

咳嗽

💙 说明

咳嗽一般发病较急，同时有发热、流鼻涕、打喷嚏的症状，咳嗽声音高而粗，痰白稀薄。随着治疗，其他症状逐渐消失，但是咳嗽症状不见减轻，咳嗽时间可长达半个月以上。

💙 宜

1.普通咳嗽一般不需要特殊治疗，多喂宝宝一些温开水即可。

💙 忌

1.忌食会导致咳嗽加剧的海鲜发物，如海虾、淡菜、螃蟹等。

2.忌食会损伤脾胃、导致脾胃运化失调而使身体康复功能减弱，并且使痰量增多的生冷食物，如雪糕、冰冻汽水等。

3.也不宜喂止咳糖浆、止咳片等止咳药，更不要滥用抗生素。伴有发热时，切忌使用成人退热药，发热时应及时去正规医院对症治疗。

推荐食谱

☆芝麻杏仁粥

材料：水发大米50克，黑芝麻、杏仁各10克，冰糖5克。

做法：

1.锅中注入适量清水烧热，放入洗净的杏仁，倒入泡好的大米，再撒上洗净的黑芝麻，轻轻搅拌几下，使食材散开，用大火煮沸，再转小火煮约30分钟至米粒变软。

2.放入冰糖，轻轻搅拌均匀，再用中火续煮一会儿，至冰糖完全溶化，关火后盛出即成。

营养点评：

本品具有宣肺止咳的作用，对咳嗽患儿有辅助食疗作用。

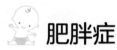 # 肥胖症

💗 说明

肥胖症是由于热量摄入长期超过人体的消耗，使体内脂肪过度积聚、体重超过一定范围的一种营养障碍性疾病。宝宝体重超过同性别、同身高正常儿均值20%以上者，便可诊断为肥胖症。肥胖症可发生于任何年龄，但最常见于婴儿期、5～6岁和青春期。患儿食欲旺盛且喜吃甜食和高脂肪食物。明显肥胖的儿童常有疲劳感，用力时会出现气短或腿痛等症状。

💗 宜

1. 必须纠正不良的饮食习惯，如贪吃零食、偏食、挑食等。

2. 及时增添辅食，掌握从少到多、从软到硬、从细到粗的原则。

💗 忌

1. 慎食精细加工类的食物，如精白面粉、通心粉等。

2. 忌摄入大量含脂肪的奶油、煎炸类食物，如奶油蛋糕、烤肉等。

推荐食谱

☆西芹炒南瓜

材料：南瓜100克，西芹50克，蒜末、姜丝、葱末各少许，盐1克，食用油、水淀粉各适量。

做法：

1. 将洗好的西芹切成小段；洗净去皮的南瓜切成片。

2. 将南瓜片、西芹段汆烫，待用。

3. 用热油起锅，倒入备好的蒜末、姜丝、葱末爆香；倒入南瓜片和西芹段，略微翻炒；加入盐，翻炒均匀，倒入适量水淀粉，拌炒均匀至全部食材入味即可。

营养点评：

本品富含膳食纤维，有助于消化，可防止脂肪堆积，尤其适合肥胖的宝宝食用。

多汗

💜 说明

多汗是婴幼儿常见的症状之一。婴幼儿时期由于新陈代谢旺盛，尤其是婴幼儿皮肤含水量较大，通过皮肤蒸发的水分多，继而引起宝宝多汗。还有些宝宝出汗是由于生病引起的，病因比较复杂，如小儿肥胖症、佝偻病、结核病等，都可能导致宝宝多汗。

💜 宜

1. 宝宝的内衣宜选择透气性好、吸水性强的棉质衣料，尤其冬天不要穿得过厚。

2. 注意保持身体清洁，患儿应勤洗澡，以保持皮肤清洁。

💜 忌

1. 忌食冷饮、菊花、苦瓜、猕猴桃、黄瓜、西瓜等食物。

2. 鱼虾吃多了，内热重，就特别爱出汗，因此家长要限制孩子食用鱼虾的量。

3. 忌衣被过厚。

推荐食谱

☆黑豆山药粥

材料：水发黑豆40克，小米20克，山药50克，水发薏米15克，葱花适量，盐1克。

做法：

1. 将洗净去皮的山药切成丁。

2. 锅中注水烧开，倒入水发黑豆、薏米搅拌均匀，倒入小米，烧开后用小火煮30分钟，至食材熟软；放入山药丁，搅拌均匀，续煮15分钟，至全部食材熟透。

3. 放入盐，快速拌匀至入味，装入碗中，撒上葱花即可。

营养点评：

本品具有补虚利水、补脾益胃的作用，有助于改善宝宝多汗症状。

厌食

❤ 说明

　　厌食症是指小儿较长时期见食不贪、食欲缺乏，甚至拒食的一种常见病症。如果长期得不到矫正，会引发营养不良和发育迟缓。轻症患儿食欲减退，不思饮食，饭量显著减少，但身体的其他状况尚好。重症患儿除厌食外，还伴有腹部胀满、腹泻、呕吐等症，长期严重的厌食者会出现营养不良、生长发育迟缓等症。

❤ 宜

　　1.食物不要过于精细，鼓励患儿多吃蔬菜及粗粮。对患儿喜爱的某些简单食物，应允其适量食用，以诱导开胃。

　　2.矫治厌食必须纠正不良的饮食习惯，如贪吃零食、偏食、挑食等。

　　3.多运动，促进宝宝食欲。

❤ 忌

　　1.忌食辣椒、巧克力、胡椒、肥肉、牡蛎、人参等食物。

　　2.食用冷饮、甜食会使宝宝没有饥饿感，应少食。

推荐食谱

☆雪梨苹果山楂汤

　　材料：苹果、雪梨各80克，山楂60克，冰糖5克。

　　做法：

　　1.将洗净的苹果、雪梨、山楂分别切成小块。

　　2.砂锅中注入适量清水，用大火烧开，倒入切好的水果块，搅拌均匀，用大火煮沸，转小火煮约3分钟，至食材熟软。

　　3.倒入冰糖，搅拌均匀，用中火续煮一会儿，至冰糖溶化即成。

　　营养点评：

　　本品可生津止渴、清热除烦、健胃消食，适合厌食的宝宝食用。

鹅口疮

❤ 说明

　　鹅口疮是由真菌感染所致，其临床表现主要是在口腔黏膜表面形成白色斑膜，多见于2岁以内的婴幼儿。宝宝会因疼痛而拒绝吃奶，造成食量减少、体重增长缓慢。白色念珠菌有时也可在健康人群口腔中发现，但并不致病；当婴儿营养不良或身体衰弱时才会发病，所以加强婴儿口腔卫生护理，增强其免疫力是关键。

❤ 宜

　　1. 要注意奶瓶、乳头及餐具的清洁消毒工作。

　　2. 注意婴儿口腔卫生，经常用温开水漱口。

　　3. 对于高热的患儿，要及时去正规医院请医生诊治。

❤ 忌

　　1. 忌食酸、辣食物。

　　2. 避免过热、过咸的食物。

推荐食谱

☆绿豆冬瓜粥

　　材料：水发绿豆30克，冬瓜60克，大米30克，冰糖5克。

　　做法：

　　1.冬瓜洗净、去皮、切丁备用。

　　2.锅烧水，放入洗净的大米、绿豆，搅匀，烧开后再转小火煮30分钟。放入冬瓜丁，小火继续煮15分钟，至冬瓜熟烂，加入适量冰糖，搅匀煮至溶化即可。

　　营养点评：

　　本品具有清热解毒的作用，可清热除烦、祛湿解暑，适用于鹅口疮患儿。

风热感冒

❤ 说明

风热感冒主要表现为小儿发热，但怕冷、怕风症状不明显，鼻塞流浊涕，咳嗽声重，或有黏稠黄痰、头痛、口渴喜饮、咽红、咽干或痛痒，大便干、小便黄，检查可见扁桃体红肿，咽部充血，舌苔薄黄或黄厚，舌质红，脉浮而快等。

❤ 宜

1.宜食用辛凉清淡的食品，如菊花、白菜、白萝卜、甜梨、甜橙等。可在家制作一些饮料给孩子喝，有助于宝宝恢复健康。

2.应及时开窗透气，让宝宝呼吸新鲜空气，同时保持室内空气流通。

❤ 忌

1.忌食辛热食物，如辣椒、大葱、姜、大蒜、韭菜、茴香、芥菜等蔬菜及荔枝、桂圆、红枣、板栗、核桃、杏等果品。

2.忌食酸涩食品，如酸菜、酸葡萄、食醋、柠檬、李子、杨梅等。

推荐食谱

☆蜂蜜蒸百合雪梨

材料：雪梨150克，鲜百合40克，蜂蜜适量。

做法：

1.将洗净的雪梨去除果皮，1/4处用横刀切断，分为雪梨盅与盅盖，将雪梨盅掏空果肉与果核，盅盖去除果核，修好形状，待用。

2.取干净蒸盘，摆上雪梨盅与盅盖，把鲜百合填入雪梨盅内，均匀地浇上少许蜂蜜，放平稳，静置片刻，使蜂蜜与百合混合均匀。

3.蒸锅置于旺火上，烧开后放入蒸盘，用大火蒸约10分钟，至食材熟软即可。

营养点评：

本品能清热润肺、化痰止咳，对风热感冒有辅助治疗的作用。

扁桃体炎

💗 说明

　　幼儿患扁桃体炎多因咽部遭受病菌侵袭引起，也有的是由于宝宝身体受寒，抵抗力下降所致。幼儿患扁桃体炎时全身的感染症状为：高热，可达 39℃ ~ 40℃，同时伴有寒战，全身乏力，头痛及全身痛，食欲缺乏，恶心和呕吐。宝宝扁桃体红肿，有的还会化脓，如果肿大得厉害，会导致宝宝呼吸困难，危及生命安全。

💗 宜

　　1. 需按时就餐，多喝水，多吃蔬菜、水果。

　　2. 应每天早晚刷牙、饭后漱口，避免食物残渣存留在口腔。

💗 忌

　　1. 忌食姜、辣椒、大蒜等辛辣刺激食物。

　　2. 不可偏食肉类，不可过多食用热性食物，以免加重炎症。

推荐食谱

☆鸡丝粥

　　材料：大米50克，鸡胸肉35克，胡萝卜30克，盐1克，葱花适量。

　　做法：

　　1.鸡胸肉切成肉丝；胡萝卜洗净切细丝；大米淘洗干净。

　　2.锅中注入适量清水烧开，倒入洗净的大米，煮沸后用小火再煮约30分钟至米粒熟软。

　　3.倒入胡萝卜丝、鸡肉丝，轻轻搅动食材，使其混合均匀，再用中小火续煮约3分钟至全部食材熟透；调入盐，再煮片刻至入味，撒上葱花即成。

　　营养点评：

　　鸡胸肉富含蛋白质；胡萝卜富含各种维生素；两者一起食用具有抗炎、抗过敏作用，对扁桃体发炎的宝宝有辅助食疗的作用。

流行性腮腺炎

♥ 说明

流行性腮腺炎是婴幼儿常见的呼吸系统传染病。腮腺肿胀以耳垂为中心，向周围蔓延，边缘不清楚，局部皮肤不红，表面灼热，有弹性感及触痛，腮腺管口可见红肿。患儿感到局部疼痛，张口、咀嚼时更明显。部分患儿有颌下腺、舌下腺肿胀，伴有中度发热，少数有高热。

♥ 宜

1. 多注意口腔卫生，可每天用淡盐水漱口3～4次，多饮开水。

2. 腮腺炎病毒对紫外线敏感，衣物、被褥应经常日晒消毒。

♥ 忌

1. 忌吃鱼、虾、蟹等食物；忌吃辛辣、肥甘厚味等助湿生热的食物；忌吃不易嚼碎的食物。

2. 腮腺有炎症时，忌食酸性食物和饮料。

推荐食谱

☆马蹄炒苦瓜

材料：马蹄肉60克，苦瓜50克，白糖3克，盐、蒜末、葱花、水淀粉各适量。

做法：

1. 马蹄肉切薄片；苦瓜切片，加盐搅拌至其肉质变软，腌渍20分钟，然后余水，捞出待用。

2. 用热油起锅，下入蒜末爆香，放入马蹄肉，翻炒几下，再倒入苦瓜片，炒至食材断生。加入盐，撒上白糖，炒匀调味，再淋上适量水淀粉，翻炒几下至食材入味，撒上葱花，翻炒均匀即成。

营养点评：

苦瓜可抗菌消炎，马蹄可清热解毒，本品适宜腮腺炎患儿食用。

Chapter 8

宝宝的四季营养食谱

春夏秋冬每一个季节都有各自独特的气候特点，对宝宝的生长发育也会产生不同的影响。我们要遵循季节变换的自然规律，在护理宝宝的重点、营养调理的要点、食材的选择和食谱的安排等方面都要做出适宜的调整，这样才能保证宝宝在享受到每个季节恩赐的同时，还能巧妙地规避掉其不好的影响。希望本章内容可以帮助宝宝健康快乐地度过每一个春夏秋冬！

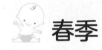 # 春季

💜 宝宝春季护理重点

1. 春季是万物复苏的季节，当然也是病菌开始活跃的时候，宝宝在这个季节很容易感染一些传染病，出现一些过敏性疾病。妈妈们要格外当心宝宝的饮食、穿衣以及户外活动，避免宝宝出现不适。

2. 在饮食方面，可以适当增加防春困的饮食，缓解宝宝精神不振的状况，如胡萝卜、南瓜、西红柿等红黄色蔬菜，还有青椒、芹菜等深绿色蔬菜。

3. 另外，某些水果容易导致宝宝过敏，妈妈在给宝宝食用的时候，需要谨慎，如芒果、菠萝等。

4. 春季天气忽冷忽热，因此爸爸妈妈们不要急着给宝宝减衣服，要等温度稳定时再适当减少。春季细菌和病毒的复制和传播较迅速，而宝宝的抵抗力还很弱，易受感染，居室每天通风至少半个小时，保持空气清新。

5. 春季应多带宝宝出去呼吸新鲜空气，享受温暖的阳光，同时多让宝宝"运动"——视觉的、听觉的、触觉的，但是避免去人群集中或灰尘较多的地方，外出时可以给宝宝戴个口罩，避免在风沙较大时带宝宝外出。

💜 宝宝春季辅食

春季天气转暖，气温回升，万物复苏，人体的新陈代谢也随之活跃起来，而此时也是宝宝骨骼生长的黄金季节。除此之外，宝宝身体的其他方面生长发育也较快，对各种营养成分的需求也大大增加，因此，宝宝春天的饮食应注意营养全面。另外，春季阳气较重，肝火旺盛，对宝宝肝脏的养护显得格外重要。

💜 营养调理关键词：养肝护肝

春天是万物复苏的季节，自然界中阳气开始升发，草木在春季萌发、生长；传统医学认为，肝脏与草木相似，在春季时功能最为活跃，人体的阳气也在向上、向外发散。因此，春季的养生应以养肝护肝为主，要注意调养体内的阳气，多进补一些温阳的食物。

♥ 必需营养

维生素 A、维生素 C、维生素 E。

能够提高宝宝的免疫力，预防在春季发生感冒；改善体质，减少春季过敏性疾病的发生。

春日健康味道：甜味。

♥ 饮食要点

1. 春季给宝宝的饮食以清淡为好，防止宝宝肝火旺盛。

2. 春季是宝宝生长发育较快的季节，为宝宝补充充足的钙质，可促进健康，使宝宝快速成长。

3. 春季易导致宝宝出现过敏症状，妈妈们在为宝宝选择食物时，一些容易引起过敏的食物要格外当心，如虾、蟹、鱼类、坚果类等，应少食或慎食。

宜吃的食物

菠菜、红枣、小白菜、韭菜。

慎吃的食物

虾蟹、香菜、芹菜、辣椒。

这些食物通常容易引起过敏，宝宝不宜食用，特别是有湿疹、哮喘的宝宝更不能吃。

补钙、防过敏要引起重视

春季是万物生发的季节，宝宝对钙、优质蛋白质的需求较大，妈妈在给宝宝添加辅食时，应多选用豆制品、鱼虾、芝麻、鸡蛋、鸡肉、奶制品及各种谷物。宝宝的脑发育，需要获取足够的不饱和脂肪酸，此时辅食中就需要多添加一些富含植物性脂肪的饮食，如核桃、芝麻、花生、大豆等。对于一些有过敏史的宝宝，春天容易患病，所以妈妈在给宝宝准备辅食时，不要放太多海鲜，也注意不要将宝宝吃后容易过敏的食物加到辅食中。

推荐食谱

☆金橘蜂蜜饮

材料：金橘200克，蜂蜜100毫升，冰糖、柠檬汁各适量。

做法：

1.将金橘去蒂，洗净，用温水浸泡30分钟；取出金橘，洗净，沥干，对半切开，去籽，放入搅拌机打成泥。

2.金橘泥中加适量冰糖，一同倒入锅中，用大火煮。冰糖溶化后，用小火煮30分钟，倒入柠檬汁煮至变稠时停火，待凉后，加入蜂蜜混合即可。

营养点评：

此饮香甜可口，金橘能增强宝宝身体的免疫力，预防感冒。

☆玉米奶露

材料：鲜玉米粒150克，牛奶200毫升，白糖10克。

做法：

1.锅中注水烧开，放入鲜玉米粒，搅匀，用小火煮熟，捞出备用。

2.把牛奶倒入汤锅中，调成中小火，放入白糖，煮约2分钟至白糖溶化，盛出，备用。

3.取榨汁机，把玉米倒入杯中，加入牛奶，选择"搅拌"功能，榨取玉米奶汁，盛入碗中即可。

营养点评：

玉米富含膳食纤维，能促进胃肠蠕动，对预防宝宝便秘、肠炎有辅助作用。

☆蛋黄菠菜泥

材料：鸡蛋1个，菠菜30克。

做法：

1.菠菜洗净，放入沸水中焯一下，捞出切碎。

2.用蛋清分离器把蛋黄分离出来，将蛋黄放在碗里打散备用。

3.奶锅中加少许水烧开，放入菠菜碎煮熟煮软，然后加蛋黄边煮边搅拌，煮沸即可。

营养点评：

蛋黄富含蛋白质、卵磷脂，菠菜中富含叶酸，有助于宝宝脑神经的发育，对宝宝智力发育有促进作用。

☆豌豆糊

材料：豌豆80克，鸡汤200毫升，盐适量。

做法：

1.锅中注水，倒入豌豆，烧开后用小火煮15分钟至熟，捞出备用。

2.取榨汁机，倒入豌豆及100毫升鸡汤，选择"搅拌"功能，榨取豌豆鸡汤汁，盛出待用。

3.把剩余的鸡汤倒入汤锅中，加入豌豆鸡汤汁，搅散，用小火煮沸，放入盐搅匀调味即可。

营养点评：

此糊富含钙和人体所必需的多种氨基酸，对宝宝生长发育有益。

☆ 小米胡萝卜泥

材料：胡萝卜50克，小米30克。

做法：

1.胡萝卜切成丁，装入盘中，待用。

2.锅中注水烧开，倒入小米，用小火煮30分钟至小米熟烂，把小米盛入滤网中，滤出米汤，待用；把胡萝卜丁放入蒸锅中，转中火蒸10分钟至熟，取出。

3.取榨汁机，把胡萝卜倒入杯中，倒入米汤，选择"搅拌"功能，榨成浓汁即可。

营养点评：

本品可健脾消食、清热解毒、降气止咳，对宝宝营养不良、百日咳有一定的食疗作用。

☆ 肉末茄泥

材料：茄子100克，肉末40克，油菜20克，盐、生抽各适量。

做法：

1.茄子洗净切成条；油菜洗净切碎。

2.把茄子条放入烧开的蒸锅中，用中火蒸15分钟至熟，取出放凉，将茄子放在砧板上剁成泥。

3.热油锅内倒入肉末，翻炒至松散，放生抽，将油菜碎、茄子泥倒入锅中，加盐，炒匀即可。

营养点评：

本品有清热解暑、补虚损的作用，适合容易长痱子和身体虚弱的宝宝食用。

☆ 猪肝瘦肉泥

材料：猪肝40克，猪瘦肉50克，盐适量。

做法：

1.猪瘦肉剁成肉末；猪肝剁碎待用。

2.取一个干净的蒸碗，注入清水，倒入猪肝碎、猪瘦肉末、盐。

3.将蒸碗放入烧开的蒸锅中，用中火蒸约15分钟至其熟透取出，搅拌使肉末松散，倒进小碗即可。

营养点评：

本品可提供血红素和促进铁吸收的半胱氨酸，能辅助改善宝宝缺铁性贫血。

☆肉末面条

材料：菠菜30克，胡萝卜40克，面条50克，肉末20克，盐2克，食用油2毫升。

做法：

1.胡萝卜切成丁；菠菜切碎；把面条折成段，装入碗中。

2.锅中注水烧开，放入胡萝卜丁煮熟，加盐、食用油、面条，烧开后小火煮5分钟，放肉末、菠菜碎拌匀煮沸。将锅中煮好的材料盛出，装入碗中即可。

营养点评：

本品营养丰富，能增强免疫力，预防传染病，促进宝宝的生长发育。

☆什锦豆浆拉面

材料：猪瘦肉40克，水发黑木耳30克，黄豆芽30克，生菜20克，热豆浆200毫升，面条40克，熟白芝麻少许，盐2克，水淀粉5毫升，芝麻油适量。

做法：

1.猪瘦肉切细丝，加部分盐、水淀粉腌渍约10分钟，至其入味，备用；黑木耳洗净撕小朵备用；黄豆芽、生菜洗净备用。

2.锅中注水烧开，放入猪瘦肉丝、黑木耳拌匀，煮至食材断生；放入面条，用中火略煮一会儿；倒入黄豆芽、生菜，搅拌均匀，煮至变软。

3.取碗，加剩余盐、热豆浆，将锅中食材装入碗中，撒上熟白芝麻、芝麻油即可。

营养点评：

本品具有补铁、开胃消食、强身健体等作用，适合宝宝在春季食用。

☆油菜炒豆皮

材料：油菜60克，豆皮25克，盐2克，生抽2毫升，水淀粉2毫升

做法：

1.将豆皮切成小块；油菜切碎。

2.热锅注油烧至四成热，放入豆皮，炸至酥脆，捞出待用。

3.锅底留油，倒入油菜碎，翻炒片刻，加盐、清水、豆皮、生抽，翻炒至豆皮松软，倒入水淀粉快速炒匀后盛出即可。

营养点评：
本品能增强宝宝的免疫能力，还有助于保护宝宝的眼睛。

☆炒蔬菜
材料：绿豆芽30克，彩椒、胡萝卜各40克，小白菜35克，鲜香菇25克，料酒3毫升，盐2克，水淀粉、食用油各适量

做法：

1.鲜香菇切粗丝；胡萝卜切成细丝；彩椒切粗丝。

2.锅中注水烧开，放食用油、胡萝卜丝、香菇丝，煮半分钟，放绿豆芽，待其变软后倒入小白菜、彩椒丝，续煮约1分钟，捞出待用。

3.用热油起锅，倒入焯煮过的食材、料酒、盐、水淀粉，翻炒至食材熟软，盛出即成。

营养点评：

此菜色泽艳丽，营养丰富，能清热解毒、增强体质、强壮身体，适用于体质较弱的幼儿。

☆松仁豆腐
材料：豆腐100克，松仁15克，彩椒30克，干贝10克，葱花、姜末各少许，盐2克，料酒2毫升，生抽2毫升，老抽2毫升，水淀粉3毫升，食用油适量。

做法：

1.豆腐切长方块；彩椒切成片。

2.热锅注油烧热，放松仁炸香，捞出；继续加热油锅，放豆腐块炸至豆腐呈微黄色，捞出备用。

3.锅底留油，放姜末、干贝、彩椒、豆腐块、盐、料酒、生抽、老抽，煮2分钟至入味，加水淀粉炒至汤汁浓稠，盛出，撒上松仁、葱花即可。

营养点评：

本品含丰富的优质蛋白，能健脑益智、补钙、润肠通便，适合宝宝食用。

☆黄瓜鸡蛋豆腐
材料：黄瓜80克，鸡蛋1个，豆腐60克，面粉20克，盐2克，生抽2毫升，水淀粉3毫升，食用油适量。

做法：

1.黄瓜切丁；豆腐切块；豆腐和黄瓜分别焯水。

2.鸡蛋打入碗中，放盐调匀，放面粉、食用油，调成鸡蛋面糊。小碗中抹上食用油，倒入鸡蛋面糊，入蒸锅蒸成蛋糕，取出切块。

3.另起锅，注油烧热，放黄瓜丁、豆腐块、蛋糕块、盐、生抽、水淀粉，翻炒入味即可。

营养点评：

本品能够增强营养，促进消化，对幼儿牙齿、骨骼的生长发育也很有益处。

 # 夏季

♥ 宝宝夏季护理重点

1.宝宝夏季的饮食要以清热祛湿为主，如绿豆、百合等。由于夏天宝宝活动量较大，出汗较多，要适量增加宝宝食量，并补充水分和矿物质。

2.夏季宝宝容易患细菌性肠炎，要注意饮食卫生。

3.妈妈最好不要在夏季给宝宝断奶，因为高温会导致宝宝体内消化酶的活性降低，增加了宝宝患消化系统疾病的机会。

4.夏季宝宝的皮肤护理很重要，如宝宝常出现的蚊虫叮咬、痱子、晒伤、湿疹等。因此，妈妈要为宝宝准备好一些夏季的防护措施，减少宝宝皮肤的损伤。常用物品有蚊帐、痱子水、鞣酸软膏、风油精等，以防治宝宝出现的皮肤问题。

5.还有一个问题即"小儿无夏天"，虽然夏天热，但宝宝也要预防着凉，晚上睡觉要适当盖一些合适的衣被，不要让宝宝裸睡。

♥ 宝宝夏季辅食

夏季天气炎热，会影响宝宝的食欲，有的宝宝会食欲不佳，没有胃口；另外，在夏季，宝宝的胃肠比较脆弱，容易出现消化不良，影响宝宝的营养吸收。

如何安排宝宝的夏季饮食，帮助宝宝开胃？首先要保证充足的营养补充。其次要为宝宝制订清淡易消化的食谱。这是宝宝夏季饮食的总原则。

♥ 营养调理关键词：养心健脾

传统医学认为：夏季与五脏中的心相对应，天气炎热，出汗较多，易损耗心气，所以夏季要重视养心。另外，夏季天气潮湿多雨，与五脏之中的脾对应，而脾喜燥恶湿，此时最容易伤脾，所以夏季养生还应重视健脾。

❤ 必需营养

钾、钠。

宝宝夏季因出汗从体内流失的钾、钠元素比较多，家长要注意及时给宝宝补充。

夏日健康味道：苦味。

❤ 饮食要点

1. 应少吃些肉，肉类不容易消化，在胃中停留时间长，容易使宝宝感到腹胀，食欲减退。

2. 夏季宝宝出汗较多，体内的水分流失较多，应多次、少量地补充水分，以温开水、绿豆汤、酸梅汤、矿泉水、西瓜汁等为宜，不宜喝碳酸饮料和含糖饮料。

3. 适量给宝宝吃一些能消暑的食物，比如西瓜、苦瓜、黄瓜、绿豆等，能减少宝宝体内的积热。

4. 夏季天气炎热，宝宝容易胃口不好，这时可以适量吃些带苦味的食物，苦味食物能增进食欲，比如苦瓜、苦菜等。

宜吃的明星食物

西瓜、绿豆、黄瓜、冬瓜。

慎吃的食物

油炸食物、猪肥肉、猪大肠、烤鸭。

这些食物太过肥腻，不但易使宝宝上火，而且会影响宝宝的胃口，导致食欲下降。

需要多补充维生素

随着夏天的来临，不仅大人觉得烦闷难当，宝宝也会烦躁不安，容易上火。所以，在盛产蔬果的夏天，爸爸妈妈还要注意别给宝宝吃过多的水果，以免腹泻，特别是热带水果，还容易导致宝宝过敏。而冷饮中含大量的糖分，喝多了会影响消化吸收，造成宝宝营养不良或是腹泻，因此最好不要给宝宝喝冷饮。妈妈可以给宝宝多喝些白开水、绿豆汤、红豆汤、西瓜汁、菊花茶等补充水分，准备一些清淡爽口的食物，如瘦肉末、菜粥、银耳羹等。同时，夏季天气炎热，食物易变质，妈妈们要注意挑选新鲜的食材。

推荐食谱

☆莲藕西瓜马蹄汁

材料：莲藕、马蹄各80克，西瓜1/4个，雪梨、苹果各1个，白糖适量。

做法：

1.莲藕、马蹄去皮，洗净，切块；西瓜、苹果、雪梨洗净，去皮、籽子，切块。

2.将备好的材料倒入榨汁机中榨汁，最后加入适量白糖和凉开水，搅匀即可。

营养点评：

莲藕、马蹄性寒，有清热凉血的作用；西瓜能够清热解毒，生津止渴，适宜宝宝夏季食用。

☆雪梨银耳粥

材料：雪梨70克，水发银耳30克，水发米碎40克。

做法：

1.洗好的雪梨切成小块，待用；水发银耳洗净撕成小块。

2.取榨汁机，倒入雪梨块与银耳，注入少许清水，榨汁，过滤到碗中，备用。

3.砂锅中注入适量清水烧开，倒入备好的米碎，烧开后用小火煮约20分钟至熟。倒入雪梨银耳汁，拌匀，用大火煮2分钟即可。

营养点评：

用雪梨与银耳煮成粥食用，能清热润肺，尤其适宜肺热的宝宝食用。

☆黄瓜樱桃汁

材料：黄瓜1根，樱桃10颗，冰糖5克。

做法：

1.黄瓜洗净、去皮、切小段；樱桃洗净、去核。

2.将备好的黄瓜、樱桃和冰糖放入榨汁机中，加少许水榨汁，倒入杯中即可饮用。

营养点评：

黄瓜水分大，口感清新，有清热解毒的作用。樱桃含铁量居水果之首，有防治贫血的效果，其维生素A、维生素C及B族维生素含量也十分丰富，能增强宝宝免疫力，保护宝宝的视力。

☆百合紫薯银耳羹

材料：水发银耳80克，鲜百合50克，紫薯100克，白糖5克，水淀粉10毫升。

做法：

1.将洗净的紫薯切成丁；银耳洗净后撕小朵；鲜百合洗净后切开。

2.砂锅中注水烧开，放入紫薯丁、鲜百合、银耳，搅拌均匀，用小火炖15分钟。加入白糖，煮至溶化，倒入少许水淀粉，煮至汤汁黏稠，盛出装入碗中即可。

营养点评：

本羹具有滋阴清热、消暑解渴、润肠通便的作用，适合宝宝夏季食用。

☆姐妹花糊

材料：菜花、西蓝花各50克，配方奶粉10克，米粉50克。

做法：

1.锅中注入适量清水烧开，放入菜花、西蓝花，煮约2分钟至熟，捞出切碎。

2.把西蓝花、菜花放入榨汁机中，加入适量清水，选择"搅拌"功能，榨取菜汁盛入碗中待用。

3.将菜汁倒入锅中，倒入米粉、奶粉，搅拌，用小火煮成米糊盛出即成。

营养点评：

西蓝花与菜花不但营养丰富，还具有增强婴幼儿身体免疫力的作用。

☆茄泥

材料：茄子200克，盐适量。

做法：

1.茄子切成细条，待用。

2.蒸盘中放入茄子，将蒸盘放入烧开的蒸锅中，用中火蒸约15分钟至其熟软，取出待用。

3.将茄条放在砧板上，压成泥状，装入碗中，加入适量盐，搅拌至其入味，盛入碗中即可。

营养点评：

茄子可以清热解暑、消肿止痛，适用于缓解宝宝烦热口渴、发炎肿痛等症。

☆胡萝卜西葫芦蛋饺

材料：胡萝卜、西葫芦各50克，竹笋40克，鸡蛋1个，肉末30克，盐3克，生抽5毫升，芝麻油2毫升，蒜末、葱花各适量。

做法：

1.将胡萝卜、西葫芦、竹笋分别洗净切丁，焯水；鸡蛋打入碗中，加1克盐搅匀。

2.用热油起锅，放入肉末、蒜末、焯好的食材、生抽、2克盐、芝麻油，炒匀，备用。

3.用热油起锅，放蛋液煎成蛋皮，取馅料放入其中，制成蛋饺，小火煎制成形；以同样的方法将剩余的蛋液和馅料制成蛋饺，盛出撒上葱花即可。

营养点评：

此蛋饺有助于消化，还有保护视力、补虚损、益智的作用，适合宝宝常食。

☆土豆菜花肉酱泥

材料：土豆、菜花各80克，肉末40克，鸡蛋1个，盐适量，料酒2毫升。

做法：

1.菜花洗净后切碎；土豆洗净后去皮，然后切成条；鸡蛋打入碗中，取蛋黄，备用。

2.用热油起锅，倒入肉末、料酒、蛋黄，快速拌炒至熟，盛出；蒸锅置旺火上烧开，分别放入土豆条、菜花碎，中火蒸15分钟至熟透，取出。

3.将土豆倒入大碗中压成泥，加入熟菜花碎、盐、蛋黄、肉末，搅匀入味，舀入碗中即成。

营养点评：

本品含有丰富的维生素C和膳食纤维，可以帮助宝宝增强抵抗力。

☆多彩饭团

材料：米饭120克，草鱼肉100克，黄瓜50克，胡萝卜60克，盐适量，芝麻油7毫升，黑芝麻、水淀粉、食用油各适量。

做法：

1.黄瓜洗净后切丁；胡萝卜洗净后切丁；草鱼肉切丁；黑芝麻炒香。

2.草鱼肉丁加盐、水淀粉、食用油，腌渍10分钟。

3.锅中注水烧开，加盐、食用油、胡萝卜丁煮约半分钟，放黄瓜丁煮至断生，放草鱼肉丁煮至变色，捞出待用。

4.碗中倒入米饭、煮好的食材、盐、芝麻油、黑芝麻，做成饭团即可食用。

营养点评：

本品具有滋补开胃、益智健脑、增强记忆力等作用，非常适合宝宝食用。

☆牛奶草莓羹

材料：牛奶150毫升，草莓50克。

做法：

1.将洗净的草莓去蒂，切成丁，备用。

2.取榨汁机，将切好的草莓倒入搅拌杯中，放入适量牛奶、温开水，榨取果汁。榨汁完成后倒出汁液，装入碗中即可食用。

营养点评：

本羹具有清热解暑、生津止渴、助消化等作用，适合宝宝食用。

☆西红柿肉盏

材料：西红柿120克，肉末100克，蛋液40克，盐2克，料酒、生抽各3毫升，口蘑、葱段各适量。

做法：

1.葱段切末，口蘑切丁，西红柿制成西红柿盅，把西红柿果肉切碎，待用。

2.用热油起锅，放口蘑丁、葱末、蛋液、肉末、西红柿碎、料酒、盐、生抽炒香盛出即成馅料，取西红柿盅，盛入馅料，制成西红柿肉盏。

3.蒸锅上火烧开，放入西红柿肉盏，用中火蒸约3分钟至熟，取出西红柿肉盏即可食用。

营养点评：

本品能健胃消食、清热解毒，适用于宝宝腹胀、烦躁口渴、积食不消等症。

☆冬瓜山药汤

材料：冬瓜150克，山药80克，盐2克，姜片、葱段、食用油各适量。

做法：

1.冬瓜、山药洗净，去皮后切成片。

2.用热油起锅，放入姜片，爆香；倒入冬瓜片，炒匀；注入清水、山药片，烧开后用小火煮15分钟至食材熟透，放入盐拌匀。

3.将锅中汤料盛出，装入碗中，放入葱段即可。

营养点评：

本品有清热解毒、润肺止咳的作用，适用于宝宝烦闷口渴、小便不利等症。

☆绿豆西瓜粥

材料：水发绿豆40克，西瓜肉70克，水发大米40克，白糖适量。

做法：

1.西瓜肉去籽切成小块。

2.砂锅中注水烧开，倒入洗好的大米、绿豆，搅拌均匀，烧开后用小火煮熟。

3.加入适量白糖，煮至溶化，倒入西瓜块搅拌均匀，关火后盛出即可。

营养点评：

此粥清热解毒、生津止渴，适合宝宝夏季食用，能有效预防中暑。

☆牛奶麦片果味粥

材料：牛奶150毫升，燕麦片50克，猕猴桃、圣女果各40克，葡萄干15克。

做法：

1.将猕猴桃去皮，果肉切成丁；圣女果切成丁。

2.锅中注清水烧热，放入葡萄干，烧开后煮3分钟；倒入牛奶、燕麦片，转小火煮5分钟至呈黏稠状，倒入部分猕猴桃丁，拌匀盛出。

3.放入圣女果丁和剩余的猕猴桃丁即可。

营养点评：

本品能补充身体发育所需的钙质，使幼儿骨骼强健，还有健脑益智的作用。

秋季

💙 宝宝秋季护理重点

1.秋季宝宝的饮食以富含优质蛋白的食物为佳，豆制品、海产品等可以适量增加，其他类的食物也不能缺少，以促进宝宝健康生长。

2.秋季宝宝易患腹泻，妈妈应该注意宝宝的饮食卫生，防止宝宝出现腹泻。一旦宝宝腹泻，要及时看医生，防止宝宝出现脱水。

3.另外，妈妈们最好学习口服补液盐的方法，这样宝宝可以少打针。

4.秋天天气虽然转凉，但不要着急给宝宝加衣服。过早给宝宝穿很多的衣服，晚上盖很厚的被子，容易使宝宝在冬季出现呼吸系统感染。"春捂秋冻"也是适合宝宝的，但重在科学与合理。

5.每天应该花2小时以上的时间带宝宝外出活动，这有利于增强婴儿的耐寒能力，增强呼吸系统抵抗力，使宝宝健康地度过即将到来的寒冬。

💙 宝宝秋季辅食

秋季天气转凉，空气中水分减少，变得干燥，此时宝宝易受燥邪侵袭，从而易出现口干舌燥、干咳少痰、便秘等病症。因此，秋季宝宝的饮食要以滋阴润燥为主，增加具有收敛作用的食物，预防宝宝出现呼吸系统的疾病。另外，妈妈们要合理搭配宝宝的饮食，预防宝宝出现"秋燥"的症状。

💙 营养调理关键词：滋阴润肺

秋季易气燥，与人的肺相应。秋季阳气渐收，阴气生长，气温开始降低，天气变得十分干燥，容易引起人体呼吸系统不适，还可导致皮肤干燥难耐。所以，秋季宝宝的饮食应以润肺生津、养阴润燥为宜。

💙 必需营养

维生素 A、维生素 B_1、维生素 B_2、维生素 C。

维生素 A 和维生素 B_2 能够维护宝宝口唇部位以及皮肤的滋润，维生素 C 和维生素 B_1 能够防止宝宝出现"秋燥"。

秋日健康味道：酸味。

♥ 饮食要点

1.秋季宝宝的饮食应以清淡质软、易于消化为主，食物要避免过油、过甜、过辣、过咸；含糖饮料不能经常给宝宝喝，以免生热伤津，助火化燥。

2.应适量给宝宝吃些如芝麻、豆浆、蜂蜜等滋润甘淡的食品，可防止秋燥带来的津液不足，如干咳、咽干口燥、肠燥便秘以及头发干枯等。

3.注意少添加葱、姜、蒜、辣椒等食物，以免加重宝宝的"秋燥"。

4.积极给宝宝补充水分，白开水最佳，或者喝些加少量蜂蜜的蔬果汁。

宜吃的明星食物

梨、莲藕、百合、银耳。

慎吃的食物

辣椒、葱、姜、蒜、韭菜。

这些食物性燥热，味辛辣，容易导致宝宝出现"秋燥"症状。

需要多补充水分和优质蛋白

水分补充要充足，进入秋天，因为空气干燥，宝宝容易出现口干舌燥、咳嗽等症状。梨、柑橘、葡萄、马蹄、柚子等水果都是清热良品，宝宝可以适量多吃一些。秋季是酷暑和寒冬之间承上启下的季节，为了提高宝宝冬季的御寒能力，饮食上要适当增加一些牛肉、鱼、鸡等肉食或豆制品，来保证提供优质蛋白等必需的营养物质，还要让宝宝多吃富含膳食纤维和维生素的新鲜蔬菜和水果。妈妈们还可以给宝宝炖一些养阴生津、滋润多汁的汤水，以驱赶秋季的干燥，但甜味要淡一点。

推荐食谱

☆菠菜雪梨稀粥

材料：菠菜60克，雪梨80克，水发米碎40克。

做法：

1.将洗净的菠菜焯水后切小段；将洗好去皮的雪梨切开，去核，再切小块。

2.取榨汁机，分别榨取雪梨汁和菠菜汁，待用。

3.砂锅中注水烧开，倒入米碎，拌匀，烧开后用小火煮约10分钟；倒入菠菜汁，用中火续煮至食材熟透；倒入雪梨汁，用大火煮沸，搅拌均匀；关火后盛出煮好的稀粥即可。

营养点评：

本品具有清热化痰、增进食欲、助消化等作用，适合宝宝食用。

☆白菜胡萝卜牛肉汤饭

材料：白菜60克，胡萝卜40克，牛肉、米饭各50克，虾仁30克，海带汤300毫升，芝麻油适量。

做法：

1.将虾仁汆水后剁碎；胡萝卜洗净后切丁；白菜切丝；牛肉切丁。

2.砂锅置于火上，倒入海带汤、牛肉丁、虾仁碎、胡萝卜丁拌匀，烧开后用小火煮约10分钟。倒入米饭、白菜丝拌匀，用中火续煮至食材熟透，淋入芝麻油，搅拌均匀。关火后盛出煮好的汤饭即可。

营养点评：

本品具有补中益气、清热润燥的作用，还能为宝宝补充优质蛋白质。

☆瓜蕉泥

材料：哈密瓜100克，香蕉70克，西红柿80克。

做法：

1.哈密瓜剁成泥；香蕉去皮，果肉剁成泥；西红柿剁成末备用。

2.取一个干净的器皿，倒入西红柿末、香蕉泥、哈密瓜泥，搅拌片刻使其混合均匀。取一个干净的小碗，盛入拌好的水果泥即可。

营养点评：

本品能增进食欲、健脾利湿、润肠通便，非常适合宝宝食用。

☆黄瓜粥

材料：黄瓜60克，水发大米40克，盐1克，芝麻油适量。

做法：

1.黄瓜洗净后切丁，备用。

2.锅中注水烧开，倒入大米，煮开后用小火煮30分钟；倒入黄瓜丁，煮至沸腾，加入盐、芝麻油，搅拌均匀，至食材入味。关火后盛出煮好的粥即可。

营养点评：

本品能清热解毒、增强免疫力，适用于免疫力较低、睡眠不好的宝宝。

☆牛奶草莓土豆泥

材料：牛奶80毫升，草莓40克，土豆100克，黄油、奶酪各适量。

做法：

1.土豆洗净后切成薄片，装入盘中；草莓去蒂，洗净后剁成泥，备用。

2.蒸锅注水烧开，放入土豆片，在土豆片上放入黄油，用中火蒸10分钟，取出待用。

3.把土豆片倒入碗中，捣成泥，放入奶酪拌匀，注入牛奶，点缀上草莓泥即可。

营养点评：

本品能养肝明目、润肺生津、促进消化，宝宝常食可预防消化不良。

☆胡萝卜芹菜苹果汁

材料：胡萝卜70克，芹菜50克，苹果100克，蜂蜜、矿泉水各适量。

做法：

1.胡萝卜洗净后切成丁；芹菜洗净后切段；苹果洗净后切成小块。

2.取榨汁机，倒入苹果块、芹菜段、胡萝卜丁、矿泉水，选择"榨汁"功能，榨取果蔬汁，加入蜂蜜，搅拌均匀。将榨好的果蔬汁倒入杯中即可。

营养点评：

本品可以清热解毒、润肠通便、明目，有助于缓解宝宝便秘，保护宝宝视力。

☆虾皮丝瓜鸡蛋汤

材料：丝瓜100克，虾皮20克，鸡蛋1个，葱花、盐、料酒、食用油各适量。

做法：

1.将丝瓜洗净后切成片，备用；鸡蛋打入碗中，调成蛋液，待用。

2.锅内倒入食用油烧热，放入虾皮、料酒、清水，调至大火煮沸；放入丝瓜片，调至中火煮1分30秒至丝瓜片熟软，加入盐、蛋液，边倒边搅拌至蛋花成形。关火后盛出煮好的汤料，撒上葱花即可。

营养点评：

本品可以消热化痰、凉血解毒，适用于缓解宝宝痰多咳嗽、烦躁口渴等症。

☆山楂糕拌雪梨丝

材料：雪梨100克，山楂糕80克，蜂蜜适量。

做法：

1.将雪梨洗净，去皮后将果肉切成细丝；山楂糕切成细丝。

2.雪梨丝装入碗中，倒入山楂糕丝、蜂蜜，搅拌均匀。

3.取一个干净的盘子，盛入拌好的食材，摆盘即成。

营养点评：

本品能清热降火、养血生津、消食，适用于有消化不良、上火等症状的宝宝。

冬瓜炒虾皮

材料：冬瓜100克，虾皮30克，葱花、料酒、水淀粉、食用油各适量。

做法：

1.冬瓜洗净，去皮后切丁，备用。

2.锅内倒入食用油烧热，放入虾皮、料酒、冬瓜丁、清水，炒匀，用中火煮3分钟至食材熟透，倒入水淀粉，翻炒均匀。盛出炒好的食材装入盘中，撒上葱花即可。

营养点评：

本品具有清热解毒、利尿消炎、补钙等作用，可以预防小儿佝偻病。

☆豆腐粉丝娃娃菜煲

材料：豆腐80克，娃娃菜100克，水发粉丝50克，高汤200毫升，盐2克，姜末、蒜末、葱丝、食用油各适量。

做法：

1.娃娃菜洗净切块；豆腐切块；粉丝切段。

2.锅中注水烧开，放娃娃菜块，煮至断生，捞出待用；倒入豆腐块，煮约1分30秒，捞出待用。

3.用热油起锅，放姜末、蒜末爆香，放娃娃菜块、豆腐块，加高汤、盐后略煮，放粉丝段大火煮至变软，关火。

4.将食材盛入砂锅中，置旺火上炖煮至熟透，趁热撒上葱丝即成。

营养点评：

豆腐富含蛋白质和钙，娃娃菜中含有丰富的锌，幼儿常食，对促进大脑发育和骨骼生长很有益处。

☆炒三丁

材料：黄瓜100克，山药80克，芒果80克，盐2克，食用油适量。

做法：

1.黄瓜洗净切丁；山药洗净去皮切丁；芒果洗净切小丁。

2.锅中注水烧开，倒入山药丁，煮约半分钟；再放入黄瓜丁，续煮约半分钟；倒入芒果丁，拌煮约半分钟，捞出待用。

3.锅中注油烧至三成热，转小火，倒入煮好的食材、盐，用中火翻炒至食材入味，盛出即可。

营养点评：

本品富含膳食纤维、维生素和矿物质，口感清甜，可清热解毒、润肺止咳、补血生津，对幼儿的成长很有帮助。

☆胡萝卜香菇鸡腿汤

材料：胡萝卜50克，鲜香菇40克，鸡腿60克，盐2克，料酒4毫升，鸡汁适量。

做法：

1.鲜香菇洗净后切粗丝；胡萝卜洗净后切成片；鸡腿斩成小件。

2.锅中注水烧开，倒入鸡腿，煮约1分钟，汆去血水，捞出待用。

3.用热油起锅，放入鲜香菇丝、鸡腿、料酒、清水、胡萝卜片，搅拌使食材散开，倒入鸡汁、盐，煮沸后用小火续煮约20分钟至食材熟透，盛出即可。

营养点评：

本品营养丰富，富含蛋白质、钙、铁、维生素A等，能促进人体新陈代谢，提高身体免疫力，还有增强食欲的作用。

☆木耳萝卜缨菜团子

材料：萝卜缨100克，水发黑木耳40克，虾米15克，面粉300克，蛋黄2个，玉米粉250克，酵母5克，泡打粉3克，芝麻油3毫升，盐、食用油各适量。

做法：

1.锅中注水烧开，放食用油，加入黑木耳和萝卜缨分别焯水至断生，然后切碎；虾米切碎。

2.碗中放入所有材料，搅拌成糊状，盖上毛巾，静置发酵。

3.盘子中抹上食用油，把面糊挤成菜团子装入盘中，放入蒸锅中，大火蒸8分钟至菜团熟透，取出即可。

营养点评：

本品能消食理气、化痰止咳，适用于有消化不良、痰多咳嗽等症状的宝宝。

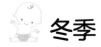 # 冬季

♥ 宝宝冬季护理重点

1.冬季是个适合进补的季节，尤其是一些体质虚弱的宝宝，但是食物的选择以及进补的方法都要合理，以免"适得其反"。

2.冬季宝宝宜吃一些滋阴润肺、热量较高、具有温补作用的食物，如羊肉、鸡肉、鱼肉等，新鲜的蔬菜水果、五谷杂粮类、蛋奶类，木耳、蘑菇等也应多吃。另外，冬季还要注意给宝宝补钙。

3.生活在北方的宝宝，要做好防寒保暖的措施。

4.由于冬季室内外温差很大，宝宝的呼吸道很容易受刺激，因此，在每天室外温度最高、阳光最足的时候，抱着宝宝出去溜一圈，对宝宝健康是有益的。

5.室内温度以18℃～22℃为宜，湿度以40%～50%为宜。

6.冬季还要给宝宝穿合适的衣服，"薄而多"好于"厚而少"——较薄的衣服多穿几件，衣服之间可以形成隔冷层，有保暖作用，比穿很厚的一件衣服要好。帽子、鞋袜、围巾、手套等也要穿好。

♥ 宝宝冬季辅食

冬季天气寒冷，阴盛阳衰。由于寒冷，人体的各项生理功能以及食欲等均会发生变化。合理调整饮食，在保证宝宝身体必需营养成分充足补充的同时，还要提高宝宝的耐寒能力和免疫功能，这样宝宝才能健康地、安全地、顺利地度过严冬。

♥ 营养调理关键词：养肾防寒

冬季草木凋零，万物走向沉寂。传统医学认为，寒为冬季主气，与肾水相应，寒邪伤肾，冬季养生最重要的是补肾防寒。而根据传统医学"虚则补之，寒则温之"的原则，宝宝的膳食应以温性、热性的食物为主，特别是温补肾阳的食物，可以提高宝宝身体的耐寒力。

♥ 必需营养

铁和碘。

这两种物质能够帮助宝宝在冬季抵抗严寒。

冬日健康味道：苦味。

♥ 饮食要点

1. 应给宝宝吃些热量较高的食物，如富含碳水化合物和脂肪的食物。再者还应增加含优质蛋白质的食物，增加宝宝的耐寒能力和抗病能力。

2. 冬季进补，不同地域要区别对待。西北地区天气寒冷，宝宝应该多吃温热的食物，如牛肉、羊肉等。长江以南相对温暖的地区，宝宝的饮食应以平补为主，如选择鸡、鸭、鱼类。高原山区的雨量较少且气候偏干燥，宝宝应多吃有滋润生津作用的蔬果、冰糖等。

3. 宝宝冬季宜吃温热松软的食物，忌食黏、硬、生冷、性凉的食物，否则易导致宝宝的血液循环不畅，不利于宝宝的健康。

宜吃的明星食物

红枣、香菇、羊肉、黑芝麻、排骨。

慎吃的食物

冷饮、鸭肉、黄瓜、螃蟹。

这些食物性偏凉，易引起宝宝腹痛、浑身寒冷等不适症状。

需要多补充蛋白质和维生素

要适当摄入高蛋白、高热量的食物。冬天天气寒冷，万物沉寂，宝宝冬季的三餐和其他季节一样也要求食物多样化，主食、蔬果、肉蛋奶制品都不能少。因为气温低，体内缺乏维生素的宝宝也很容易患上感冒。因此，在适当增加高蛋白、高脂肪食物摄入、补充热量的同时，还要添加富含维生素和矿物质的食物，帮助宝宝提高抵抗力，同时也要避免上火，可以多吃胡萝卜、白萝卜、油菜、西红柿、青椒等食物。经常吃点山药、莲藕、红薯、芋头、黑木耳、莲子等，也有利于预防宝宝便秘。

推荐食谱

☆红枣莲子粥

材料：红枣15克，莲子20克，大米40克。

做法：

1.红枣洗净，去核；莲子去心；大米淘洗干净。

2.将所有材料一起放入锅中，加适量清水煮沸。转小火焖煮至粥熟烂即可。

营养点评：

红枣富含铁，有补血的效果。常食此粥有助于增强免疫力。

☆ 四黑粥

材料：泡发黑米25克，黑豆、黑芝麻、核桃仁各15克，红糖适量。

做法：

1.黑芝麻、核桃仁炒熟，捣碎；黑豆洗净，用清水浸泡6 小时；黑米淘洗干净。

2.锅置火上，倒入适量清水烧开，下入黑米和黑豆，小火煮至米、豆熟烂。

3.加红糖煮至溶化，加黑芝麻碎和核桃仁碎，搅拌均匀即可。

营养点评：

本粥含有较多的硒、铁、锌、钾、镁及多种维生素，能预防贫血，还有调节免疫力的作用。

☆ 银鱼香芋紫菜饭

材料：银鱼干40克，香芋100克，软米饭60克，紫菜10克，盐2克。

做法：

1.银鱼干切碎；香芋切片；紫菜切碎，待用。

2.烧开蒸锅，放入香芋片，用小火蒸15分钟，取出，剁成泥。

3.锅中注水烧开，倒入软米饭、银鱼干，用小火煮20分钟至食材熟透，倒入香芋泥，拌匀煮沸，放入紫菜、盐，搅拌均匀即可。

营养点评：

银鱼含钙丰富，香芋能增强免疫力，二者同食，有助于宝宝健康发育。

☆ 多彩肝末

材料：猪肝80克，胡萝卜40克，西红柿35克，洋葱、菠菜各30克，盐、食用油各适量。

做法：

1.胡萝卜洗净切丁；西红柿洗净切碎；洋葱剥皮后切碎；菠菜洗净切碎；猪肝剁碎。

2.锅中注水烧开，加盐、胡萝卜丁、洋葱碎、西红柿碎、猪肝碎和少许食用油，搅拌均匀至其熟透，撒上菠菜碎，用大火略煮至熟。关火后盛出食材，装入碗中即可。

营养点评：

本品能健胃消食、生津止渴，适用于食欲缺乏、脾胃虚弱的宝宝。

☆火腿洋葱葡萄干炒饭

材料：火腿30克，洋葱25克，虾仁30克，米饭60克，葡萄干10克，鸡蛋1个，盐2克，葱末、食用油各适量。

做法：

1.洋葱剥皮后切丁；火腿切丁；虾仁去除虾线，切丁；鸡蛋打散调匀制成蛋液。

2.锅中注油，倒入蛋液，摊开翻动，炒熟后盛出待用。

3.锅底留油，倒入洋葱丁、火腿丁、虾仁丁，翻炒至虾肉呈淡红色，加入葡萄干、米饭，炒至松散，倒入鸡蛋炒匀，放入盐、葱末，炒香即成。

营养点评：

本品能增进食欲、促进消化，适合宝宝经常食用。

☆鸡蛋豆腐蒸鸡肉

材料：豆腐100克，鸡胸肉40克，鸡蛋1个，盐、芝麻油各适量。

做法：

1.鸡蛋打入碗中，打散调匀，制成蛋液；鸡胸肉剁成肉末；将鸡肉末装入碗中，倒入蛋液、盐，搅拌均匀制成肉糊。

2.豆腐氽水后剁成细末，放入芝麻油，制成豆腐泥，装入蒸盘，铺平，倒入肉糊，待用。

3.蒸锅上火烧开，放入蒸盘，用中火蒸约5分钟至食材熟透，待蒸汽散去取出即可。

营养点评：

本品能补中益气、清热润燥，适合烦躁口渴、缺乏食欲的宝宝食用。

☆瘦肉红薯二米粥

材料：猪瘦肉末30克，红薯80克，水发小米30克，水发大米30克，盐2克，芝麻油2毫升。

做法：

1.红薯洗净切丁，备用。

2.锅中注水烧开，倒入小米、大米，小火煮30分钟至食材熟软，放入红薯丁，用小火续煮10分钟，放入猪瘦肉末、盐、芝麻油，搅匀调味。

3.盛出煮好的粥，装入碗中即可。

营养点评：

本品富含膳食纤维，可促进肠道蠕动，预防便秘，适合幼儿食用。

☆胡萝卜羊肉丸子汤

材料：羊肉末80克，胡萝卜40克，洋葱30克，姜末少许，盐2克，生抽3毫升，胡椒粉1克，淀粉适量。

做法：

1.洋葱剥皮后切成丁；胡萝卜洗净后切成丁。

2.大碗中放入羊肉末、盐、生抽、胡椒粉、姜末、洋葱丁、胡萝卜丁、淀粉，搅打至具有黏性，制成羊肉泥，待用。

3.锅中注水烧开，加盐略煮，把羊肉泥制成数个羊肉丸子，放入开水锅中，用中火煮约4分钟至其熟透，撇去浮沫，盛出即可。

营养点评：

本品能补肝明目、开胃健脾，适用于食欲缺乏、身体虚弱的宝宝食用。

☆香菇酿肉丸

材料：肉末100克，香菇80克，盐2克，淀粉8克，生抽3毫升，枸杞子、姜末、葱花、胡椒粉、芝麻油、食用油各适量。

做法：

1.锅中注水烧开，放盐、食用油、香菇，煮约1分钟，捞出。

2.把肉末装碗，放姜末、盐、生抽、胡椒粉、淀粉，拌至起劲，淋芝麻油，拌匀制成肉馅。

3.取香菇，在菌盖处抹上淀粉，放肉馅捏紧，摆盘，撒上枸杞子，入蒸锅，中火蒸约8分钟至食材熟透，取出，撒上葱花即成。

营养点评：

本品富含蛋白质、铁、钙、磷、钾、维生素D等营养成分，能清肝明目、提高身体免疫力，适合宝宝食用。

附录
关于宝宝喂养的释疑解惑

♥ Q1. 宝宝不爱吃蔬菜怎么办？

不爱吃蔬菜的宝宝，要适当多吃些水果。如果宝宝已经能吃整个水果了，没有必要再将其做成果汁、果泥。将水果皮削掉，用勺刮或切成小片、小块，直接吃就可以。有的水果直接拿大块吃就行，如去籽西瓜、去核和筋的橘子等。

♥ Q2. 宝宝不爱吃肉怎么办？

提高烹饪技巧

在烹饪时用葱、姜、蒜、料酒去腥。肉类菜肴不要做得太油腻，肉汤要撇去浮油。

巧烹饪改变口感

如肉丸、红烧肉等菜肴烧好后加水蒸一小时，可使瘦肉变得松软。采用氽肉片或熘肉片的方法，可使肉质变得鲜嫩可口，不会再塞宝宝的牙缝。

♥ Q3. 为什么宝宝不宜饮茶？

因为茶水中的茶碱可使宝宝兴奋、心跳加快、尿多、睡眠不安等。另外，茶会影响瘦肉、蔬菜中铁元素的吸收，饮茶后铁元素的吸收量下降2～3倍，从而引起缺铁性贫血。婴儿正处于发育阶段，需要的铁元素量要比成人多几倍，所以宝宝饮茶要比成人更容易造成缺铁性贫血。为了宝宝的健康成长，不宜让宝宝喝茶水。

♥ Q4. 为什么添加辅食后宝宝反而瘦了？

宝宝在添加辅食中有一个适应阶段。在开始添加辅食的阶段，食物的烹调要适应宝宝消化的特点，过早摄入不能消化的食物，吸收少、排出多，会造成宝宝营养不够而瘦下来。

奶量减少、辅食添加不当等因素会影响孩子正常的食量，造成宝宝营养不足；而且母乳喂养的孩子对辅食的适应过程较慢，易造成宝宝发育所需营养不足，所以会消瘦。

6个月以上的宝宝从母体带来的抗体逐渐消失，抵抗力变差，易生病，影响生长发育和食欲，故宝宝会消瘦。

此时，父母不要慌张，只要宝宝精神状态良好，胃肠功能正常，没有腹胀、腹泻等情况出现，就可以继续正常添加辅食，待宝宝适应一段时间后，体重自然会增长。

♥ Q5. 宝宝好动怎么办？

好动的宝宝通常很聪明，但由于宝宝体内缺乏大脑正常运作的一种物质，因此宝宝会经常无法集中注意力，出现好动的表现。而此种物质与宝宝的饮食有很大的关系。

饮食调理

好动的宝宝，应适量多摄入些牛肉、鱼肉、海带、紫菜及菠菜等富含 B 族维生素的绿叶蔬菜。

护理贴士

1. 让宝宝远离荧光灯。

2. 对任何含有水杨酸盐的食品都要尽量避免，比如橘子、苹果、西红柿等。

3. 过多食用富含人工色素、添加剂的食物和缺乏 B 族维生素的食物，比如可乐、膨化食品等，是引起宝宝好动的因素，请避免宝宝食用。

4. 每天需补充适量的 B 族维生素、钙和镁，具体需遵医嘱。

♥ Q6. 宝宝协调性差怎么办？

宝宝协调性差，除了诸如体重过重、情绪不好、肌肉无力等因素外，另一个很重要的原因是宝宝挑食或偏食，从而导致叶酸缺乏而引起的，因此宝宝需要补充足够的叶酸。

饮食调理

对于协调性较差的宝宝，深绿色蔬菜、蛋黄、胡萝卜、杏仁、哈密瓜以及全麦面包等食物是不错的选择。

护理贴士

1. 锻炼宝宝的身体，如可从基础的锻炼如教宝宝两只脚轮流活动开始。

2. 补充叶酸的同时，减少维生素 C 含量丰富的食物，如猕猴桃、橙子等。

3. 维生素 B_{12} 有利于叶酸的吸收，可多给宝宝食用一些富含维生素 B_{12} 的食物，比如肉类、动物内脏、鱼肉、禽肉等。

4. 每天需补充适量的 B 族维生素和叶酸，具体需遵医嘱。

❤ Q7. 宝宝记忆力差怎么办？

大脑需要充足的能量来正常地工作，一旦能量供给不足，便会出现问题，宝宝记忆力下降就是其中之一。因此，葡萄糖以及其他必需的营养成分（如必需脂肪酸、维生素等）都要定期定量地补充，以免导致宝宝记忆力越来越差。

饮食调理

宝宝记忆力差，应该增加营养型酵母、动物肝脏、新鲜蔬果、鱼肉、蛋奶等食物；另外，维生素 B_6 含量丰富的食物也需适量增加，有助于提高记忆力。

护理贴士

1. 妈妈多与宝宝进行亲子互动游戏，能有效提高宝宝的记忆力。

2. 不要影响宝宝的情绪，使宝宝有一个良好的心情。

3. 导致记忆力下降的食品，如油炸食品、过甜的食品，不要给宝宝食用。

4. 影响维生素 B_6 消化和吸收的食物，如硼酸含量高的茄子、南瓜、萝卜等，在食用富含维生素 B_6 食物的同时，不宜让宝宝同时食用。

5. 每天需补充 B 族维生素和胆碱，具体需遵医嘱。

❤ Q8. 宝宝夜间磨牙怎么办？

夜间磨牙是中枢神经系统大脑皮质颌骨运行区的部分脑细胞不正常兴奋导致的三叉神经功能紊乱，三叉神经支配咀嚼肌发生强烈持续性非功能性收缩，使牙齿发生嘎嘎响声的咀嚼运动。常见原因有：肠内寄生虫病，尤其是肠蛔虫病；消化系统的疾病、口腔疾病；临睡前给宝宝吃不易消化的食物，这样在宝宝睡觉后都可能刺激大脑的相应部位，通过神经引起咀嚼肌持续收缩；宝宝白天情绪激动、过度疲劳或情绪紧张等精神因素。避免宝宝夜间磨牙，白天要避免过度兴奋，睡觉前要避免食用易引起兴奋的食物，如咖啡、可乐等。日常饮食注意补充钙质，多吃些富含维生素的食物。

❤ Q9. 怎样知道宝宝是否消化了辅食？

宝宝吃了新添加的辅食后，大便会出现些改变，如颜色变深、呈暗褐色，或可见到未消化的残菜等，不见得就是消化不良。因此，不需要马上停止添加辅食。只要大便不稀，里面也没有黏液，就不会有什么大问题。如果在添加辅食后，宝宝出现腹泻或是大便里有较多的黏液，就要赶快暂停下来，待胃肠功能恢复正常后再从少量开始重新添加。并且要避开宝宝生病或天气太热的时候添加辅食。

♥ Q10. 怎样知道宝宝是不是吃饱了？

妈妈在喂宝宝吃饭时，要密切关注宝宝，吃饱的宝宝会发出以下信号。

注意力不再集中在妈妈手里的勺子上，开始玩了；开始吐泡泡；用手将勺子推开；妈妈把食物送到嘴边时，宝宝会将头转向另一边，不再像开始食用时有很强的食欲。

♥ Q11. 宝宝辅食的摄入量因人而异吗？

是的。刚刚开始时，每天有规律地给宝宝喂 2 次断奶辅食，每次的量应因人而异，食欲好的宝宝应稍微吃得多一点。因此，不用太依赖规定的量，应调节在每次 80 ~ 120 克，不宜喂过多或过少。在比较难把握断奶量时，可以用原味酸奶杯来计量。一般来说，原味酸奶杯的容量为 100 克，因此要选 80 克的量时，只取原味酸奶杯的 4/5 左右即可。

♥ Q12. 给宝宝制作的辅食可以用红糖或蜂蜜调味吗？

不建议，因为红糖和蜂蜜中可能含有肉毒杆菌，而肉毒杆菌的芽孢适应能力又很强，既耐严寒，又耐高温，能够在连续煮沸的开水中存活 6 ~ 10 小时。如果婴儿食入的肉毒杆菌在肠道内繁殖，婴儿肝脏的解毒功能又差，易引起肉毒杆菌食物中毒。中毒的婴儿会出现哭声微弱、吸奶无力、呼吸困难等症状。因此，婴幼儿最好不要吃蜂蜜和红糖，特别是 1 岁以内的婴儿不宜食用蜂蜜和红糖。

♥ Q13. 断奶中期可以给宝宝吃零食吗？

处于断奶中期的宝宝基本上都处于萌牙的阶段，这时可以给宝宝吃些手指饼干等小零食。吃零食的时间最好上下午各一次，但不能吃得太多，以 20 ~ 30 克为宜。因为有些宝宝太胖，就与吃太多零食有关。

♥ Q14. 可以控制宝宝吃断奶餐的速度吗？

宝宝吃断奶餐的速度并不是由妈妈来决定的。如果宝宝已经很饿或者断奶餐很好吃，宝宝自然就会吃得比较快或比较急。但是，如果妈妈准备的断奶餐口感不好、不容易吞咽或者宝宝并不是很饿，可能就会吃得比较慢。如果妈妈不希望宝宝吃得太急，可以比平常吃饭的时间再提前 30 分钟喂给宝宝吃。

❤ Q15. 宝宝吃断奶餐时呛到了怎么办?

当宝宝被呛到时，应暂停进餐，帮宝宝拍背，让宝宝休息一会儿。如果宝宝没有不舒服的情况，可以再继续进餐。如果宝宝是因为太饿吃得很急而呛到，妈妈应该避免在宝宝很饿时给宝宝开餐，可以将宝宝用餐的时间提前 30 分钟。

❤ Q16. 可以拿罐头食品作为宝宝的断奶食物吗?

不可以。因为罐头食品和密封的肉类食品等在加工的时候可能会加入一定的防腐剂、色素等添加剂。而宝宝娇弱的身体各组织对化学物质的分解能力和肝脏解毒功能都比较差，如果食用了这些食物，会加重宝宝脏器的排泄解毒负担，甚至会因为某些化学物质的累积而引起慢性中毒。所以，不要给宝宝食用含有食品添加剂的食物。

❤ Q17. 1 岁以内的宝宝辅食不宜加盐吗?

是的。宝宝由于肾脏发育不完善，摄入太多盐会增加肾脏负担，对健康不利。一般认为 1 岁以内的宝宝辅食中可以完全不加盐，母乳和配方奶粉中的钠盐就能满足需要了。如果辅食中一点盐都不放，有的宝宝难以接受，导致食欲下降而影响其他营养的摄入，针对这样的情况，6 个月以后的宝宝辅食中可以适当加少许盐，稍感到咸味就可以了。

❤ Q18. 1 ～ 2 岁宝宝适宜摄入含糖分较高的食物吗?

宝宝一般都喜欢糖分含量高的食物，比如果汁、甜点等。如果宝宝摄入过多糖分的话，一方面容易满足食欲，使宝宝不愿再食用其他食物，长此以往，导致营养不均衡，甚至出现营养缺乏症。另一方面，由于糖分含量高的食物中碳水化合物含量较高，长期食用含糖高的食物，会造成宝宝体重增加，继而出现肥胖症。另外，甜食不但会让味觉变迟钝，还会影响脑垂体分泌生长激素，影响孩子长高。糖分在口腔中溶解后会腐蚀牙齿，使宝宝易患龋齿。

❤ Q19. 怎样给宝宝喂面条?

喂宝宝的面条应是烂而短的，面条可以和鸡汤或肉汤一起煮，以增加面条的鲜味，增进宝宝的食欲。最初应少量食用，观察一天，看宝宝有没有消化不良或其他情况。如情况良好，可增加食用量，但也不能一下子喂得太多，以免引起宝宝胃肠功能失调，出现腹胀，导致厌食。